구하기 쉬운 약재로 처방된
88가지 한방약

구하기 쉬운 약재로 처방된

88가지
여든 여덟

한방약

민족의학연구소 엮음

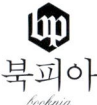
북피아
bookpia

머리말

민족의학연구소에서는 새로운 약초의 개발과 증세에 따라 어떤 약재를 사용해야 하는지, 또 그 약재가 어떤 증세에 사용하면 더 좋은 효능을 발휘할 수 있는지에 대해 연구하고 있다. 뿐만 아니라 새롭게 생긴 현대인의 병(암, 에이즈, 당뇨병 등)을 한약재를 이용하여 어떻게 다스릴까에 대해서도 많은 심혈과 관심을 쏟고 있다.

민족의학연구소에서는 이 책을 출판하기 전부터 한방약에 쓰이는 약재에 대해 자세하게 설명되어 있는 책이 있으면 편리하고 이로울 것이라는 생각이 들어 약재에 대해 간략하게 정리하여 의료직에 근무하는 사람이나 환자에게 소량을 배포한 적이 있었다. 실제로 질병에 시달리고 있는 환자가 책자를 읽을 때에는 건강한 사람보다는 각별히 큰 위안을 받게 되기 때문이다.

민족의학연구소의 오랜 연구 결과를 간추려 낸 것이 바로 이 책이다. 일반인에게 있어서는 다소 내용이 어려울지도 모른다는 의견이 있었지만, 요즘 환자들은 예전보다 한방에 대한 관심과 지식이 많기 때문에 별 무리가 없을 것으로 믿는다.

따라서 이 책은 환자뿐만이 아니라 의사나 약사, 간호사 등 널리 의료에 종사하는 사람들에게도 충분한 도움이 될 것이라 생각한다. 또한 처음으로 한방약을 써 보려는 사람에게도 매우 이해하기 쉽도록 서술하였다. 그래서 이 책에 약간의 관심을 가져주는 독자라면, 환자를 한 번 보고서도 '이 증세에는 이런 한방약이 효과적이겠구나.' 하는 판단을 쉽게 내릴 수 있을 것이다.

이 책의 말미에는 환자나 간호하는 사람이 찾아보기 쉽도록 질병에 따른 처방전을 달아놓았다. 환자 자신이 현재 시달리고 있는 증상이나 병명 따위를 찾아보면 그 증상과 병명에 해당하는 한방약이 쓰여 있다. 그 증세에 따른 처방전이 여러 가지가 나와 있어 어느 것을 써야 좋을지 어리둥절해지는 경우가 있을지도 모르겠으나, 일반적으로 흔히 사용되는 한방약으로부터 순차적으로 적었으므로 참고하는데 크게 어려움은 없으리라고 생각된다.

요즘과 같은 날씨에는 감기나 알레르기성 비염 등에 걸리기 쉽다. 이럴 때에 갈근탕(p.34)이나 소청룡탕(p.150)을 복용하면 증상이 호전된다. 뿐만 아니라, 나른하고 졸린 증세까지 말끔히 사라짐으로써 자동차 운전에도 지장을 주지 않는다.

　국민병이라 일컫는 만성간염과 아직 치료방법조차 확실하게 나오지 않은 에이즈(AIDS)는 소시호탕(p.146)이나, 감초가 가미된 한방약이 탁월한 효과가 있다는 것이 임상실험 결과 밝혀졌다.

　이와 같이 한방약은 최근에 생긴 병(에이즈, 암, 각종 성인병)에도 응용하여 활용될 수 있다. 양의학이 발달되어 한방약은 고리타분하고 비과학적인 것이라고 생각할지 모르겠으나, 한방약은 아주 먼 옛날부터 전해 내려온 조상들의 지혜이자 자연이 준 선물이다.

　마지막으로 질병으로 인해 고통을 당하고 있는 많은 환자들을 비롯해서 의사, 약사, 간호사 등 의료에 종사하는 많은 분들에게 도움이 되고, 이 책의 독자분들께 약재의 처방이 쉽게 설명되어 있어서 처방전대로 약을 달여 먹었더니 건강을 되찾게 되었다는 말을 들으면 더할 나위 없이 기쁠 것 같다.

2007년 12월

민족의학연구소

차 례

머리말 ··· 004
약초의 종류와 특징 ······················· 010
좋은 한약재 고르는 방법 ················ 028

증상과 병명에 따른 한방약 ················ 234

각종 질병과 증상에 따른 처방전을 누구나 쉽게 찾을 수 있도록 정리하였습니다. '감기'에서 부터 '고혈압' 까지 각종 질병 밑에 처방전의 종류를 하나로 묶어 편리하게 활용할 수 있도록 하였습니다.

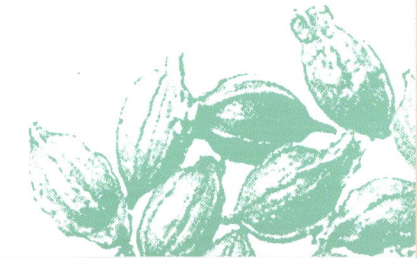

갈근가출부탕 ······· 032	대승기탕 ······· 078
갈근탕 ······· 034	대시호탕 ······· 080
갈근탕가천궁신이 ······· 036	대시호탕거대황 ······· 084
감맥대조탕 ······· 038	대황감초탕 ······· 088
감초탕 ······· 040	대황목단피탕 ······· 090
계마각반탕 ······· 042	도인승기탕 ······· 092
계비탕 ······· 044	
계지가갈근탕 ······· 046	
계지가용골모려탕 ······· 048	
계지가작약대황탕 ······· 050	마행감석탕 ······· 096
계지가작약탕 ······· 052	마행의감탕 ······· 098
계지가황기탕 ······· 054	마황부자세신탕 ······· 100
계지가후박행인탕 ······· 056	마황탕 ······· 102
계지복령환 ······· 058	맥문동탕 ······· 104
계지복령환가미의이인 ······· 062	목방기탕 ······· 106
계지인삼탕 ······· 064	
계지탕 ······· 066	
궁귀교애탕 ······· 068	
길경석고 ······· 070	반하사심탕 ······· 108
길경탕 ······· 072	반하후박탕 ······· 112
	방기황기탕 ······· 116
	배농산급탕 ······· 120
	백호가인삼탕 ······· 122
당귀작약가부자탕 ······· 074	복령음 ······· 126
당귀작약산 ······· 076	부자이중탕 ······· 128

사군자탕	130	오수유탕	184
사령탕	132	월비가출탕	186
사물탕	134	육미환	188
사역산	136	을자탕	192
산조인탕	138	의이인탕	194
삼물황금탕	140	이진탕	196
삼황사심탕	142	인삼탕	198
소반하가복령탕	144	인진고탕	202
소시호탕	146	인진오령산	204
소청룡탕	150	입효산	206
승마갈근탕	152		
시호계지탕	154		
신비탕	158		
십전대보탕	160	작약감초부자탕	208
		작약감초탕	210
		장옹탕	212
		저령탕	214
안중산	164	조위승기탕	216
억간산	166	진무탕	218
영감강미신하인탕	168		
영강출감탕	170		
영계출감탕	172		
오령산	176	청심연자음	222
오호탕	180	치자백피탕	224
온청음	182	칠물강하탕	226

팔미지황환 ················ 228
평위산 ···················· 232

향소산 ···················· 234
황금탕 ···················· 236
황련탕 ···················· 238
황련해독탕 ················ 240

한방약에 쓰이는 약재

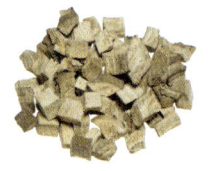

갈근葛根

칡뿌리 말린 것. 맛은 달고 성질은 서늘하다.

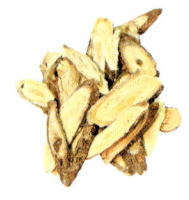

감초甘草

감초의 붉은 갈색의 뿌리를 말린 것. 단맛이 난다.

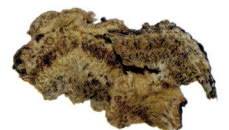

강활羌活

강활의 뿌리를 말린 것. 맛이 쓰고 맵다.

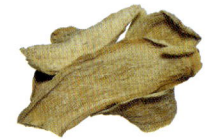

건강乾薑

생강의 뿌리줄기를 말린 것. 맛이 맵다.

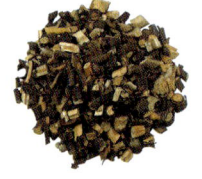

계지桂枝

계수나무의 어린 가지를 말린 것. 맛이 맵고 달다.

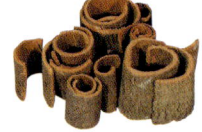

계피桂皮

계수나무 가지의 껍질을 말린 것. 맛이 맵다.

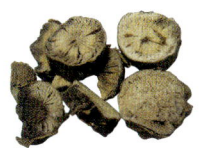
고삼苦蔘
고삼의 뿌리를 말린 것. 맛이 쓰다.

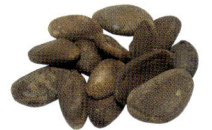
과루인瓜蔞仁
하눌타리의 여문 씨를 말린 것. 맛이 달고 쓰다.

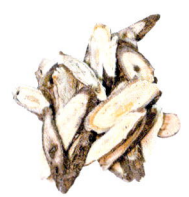
구감초灸甘草
감초를 구운 것.

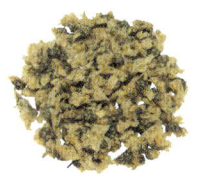
국화菊花
감국(甘菊)의 꽃을 말린 것. 맛이 달다.

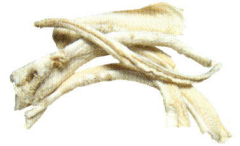
길경桔梗
도라지의 뿌리를 말린 것. 맛이 맵고 쓰다.

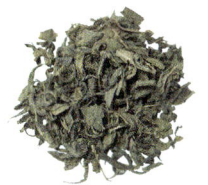
녹차綠茶
푸른빛이 연하게 남도록 말린 부드러운 찻잎.

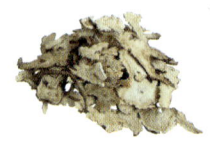

당귀 當歸

신감채의 뿌리를 말린 것. 맛이 달고 맵다.

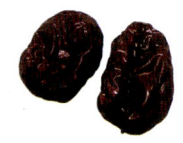

대조 大棗

익은 대추를 말린 것. 맛이 달다.

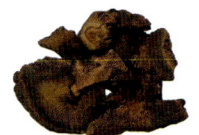

대황 大黃

장군풀의 뿌리와 뿌리줄기를 말린 것. 맛이 쓰다.

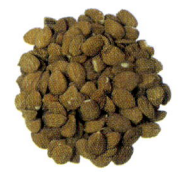

도인 桃仁

복숭아씨를 말린 것. 맛이 쓰고 달다.

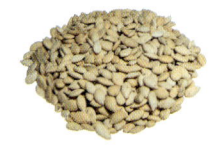

동과자 冬瓜子

동아의 여문 씨를 말린 것. 맛이 달다.

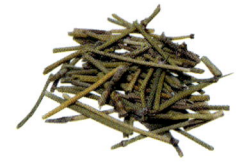

마황 麻黃

마황의 전초(全草)를 말린 것. 맛이 맵고 쓰다.

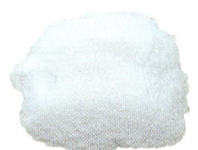

망초 芒硝
초석을 구워 만든 박초(朴硝)를 2번 달여 정제한 것. 맛이 짜다.

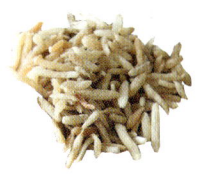

맥문동 麥門冬
맥문동의 덩이뿌리를 말린 것. 맛이 달면서 약간 쓰다.

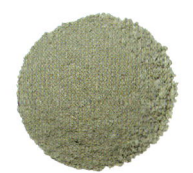

모려 牡蠣
굴조개의 조가비를 씻어 말린 것. 맛이 짜다.

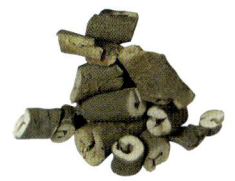

목단피 牧丹皮
모란 뿌리의 껍질을 말린 것. 맛이 맵고 짜다.

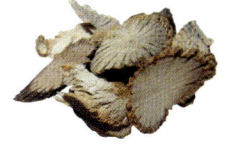

목통 木通
으름덩굴의 줄기를 말린 것. 맛이 맵고 달다.

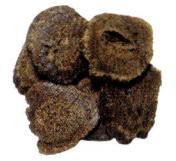

목향 木香
목향의 뿌리를 말린 것. 맛이 맵고 쓰다.

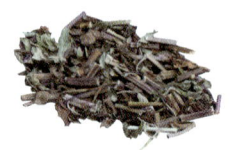

박하薄荷
박하의 전초를 말린 것. 맛이 맵고 향기가 좋다.

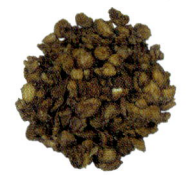

반하半夏
반하(끼무릇)의 덩이줄기를 말린 것. 자극이 강하므로 반드시 법제하여 사용한다. 맛이 맵다.

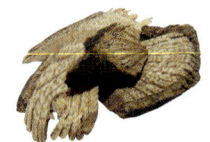

방기防己
방기나 댕댕이덩굴의 뿌리를 말린 것. 맛이 맵고 쓰다.

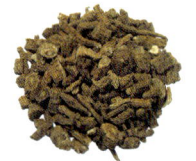

방풍防風
방풍이나 갯방풍의 뿌리를 말린 것.

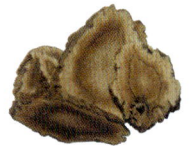

백지白芷
구릿대의 뿌리를 말린 것. 맛이 맵다.

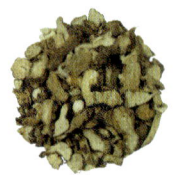

백출白朮
삽주의 덩이줄기를 말린 것. 맛이 달고 쓰다.

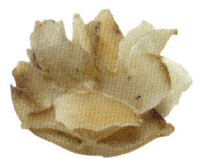
백합百合
백합의 땅속 비늘줄기를 말린 것. 맛이 달다.

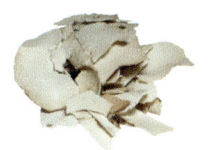
복령茯苓
소나무류의 뿌리에 기생하는 버섯의 균핵을 말린 것. 맛이 달고 싱겁다.

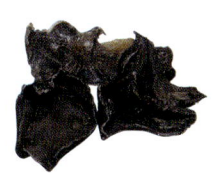
부자附子
바꽃의 어린뿌리(덩이뿌리)를 말린 것. 맛이 맵고 달다. 임신부에게는 쓰지 않는다.

※ 부자는 독성이 강하므로 반드시 법제하여 쓴다.

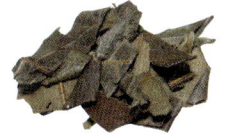
비파엽枇杷葉
비파나무의 잎을 말린 것. 맛이 쓰다.

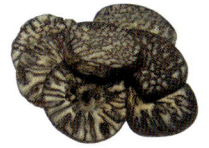
빈랑檳榔
빈랑나무의 열매를 말린 것. 맛이 맵다.

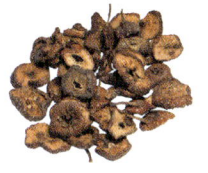
산사자山査子
산사나무의 익은 열매를 말린 것. 맛이 달고 시다.

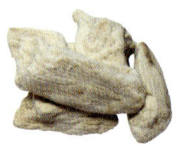

산약 山藥
마의 덩이뿌리를 말린 것. 맛이 달다.

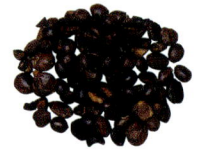

산조인 酸棗仁
멧대추의 여문 씨를 말린 것. 맛이 달고 시다.

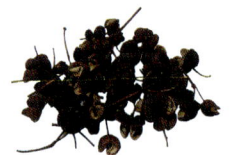

산초 山椒
산초나무의 열매인 분디를 말린 것. 맛이 맵다.

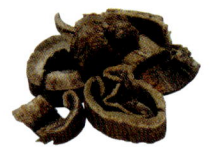

상백피 桑白皮
뽕나무 뿌리의 속껍질을 말린 것. 맛이 달다.

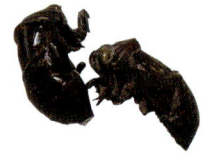

선퇴 蟬退
매미가 탈바꿈할 때 벗은 허물을 말린 것. 맛이 달다.

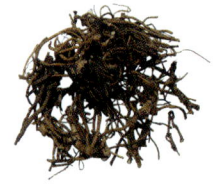

세신 細辛
족도리풀의 뿌리를 말린 것. 맛이 맵다.

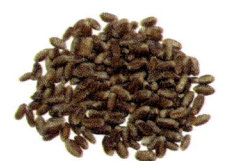
소맥小麥
밀.

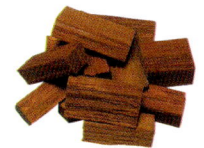
소목蘇木
소목의 나무줄기의 붉은 속살을 말린 것. 맛이 달고 짜다.

소엽蘇葉
자소(紫蘇). 차조기의 전초를 말린 것. 맛이 맵다.

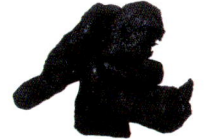
숙지황熟地黃
지황의 뿌리를 쪄서 말린 것. 맛이 달고 약간 쓰다.

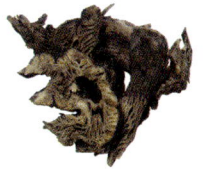
승마升麻
끼절가리의 뿌리줄기를 말린 것. 맛이 달고 쓰다.

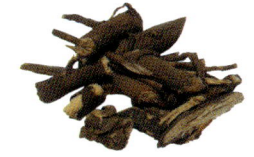
시호柴胡
시호의 뿌리를 말린 것. 맛이 쓰다.

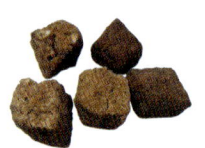

신국神麴

신곡. 밀가루, 밀기울, 창이즙, 야료(野蓼)즙, 청호즙, 행인니(杏仁泥), 붉은팥 등을 섞어 애엽으로 덮어서 발효시켜 만든 약재.

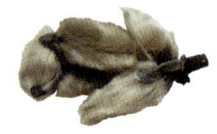

신이辛夷

백목련의 꽃봉오리를 말린 것. 맛이 맵다.

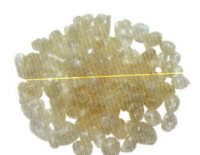

아교阿膠

짐승의 가죽을 진하게 고아서 끈끈하게 만든 갖풀. 맛이 달다.

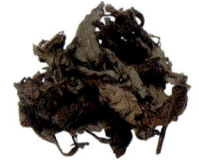

애엽艾葉

약쑥의 잎을 말린 것.

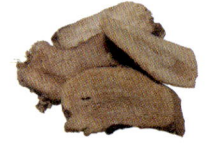

양강良薑

고량강의 뿌리줄기를 말린 것. 맛이 맵고 쓰다.

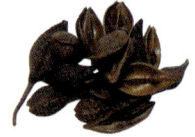

연교連翹

개나리의 익은 열매를 말린 것. 맛이 쓰다.

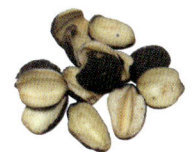
연육連肉
연꽃의 익은 열매를 말린 것. 맛이 달다.

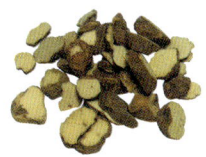
연호색延胡索
현호색(玄胡索). 양귀비과의 여러해살이풀인 현호색의 덩이줄기를 말린 것. 맛이 맵다.

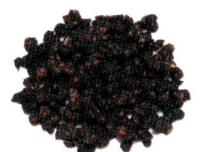
오미자五味子
오미자나무의 익은 열매를 말린 것. 맛이 시다.

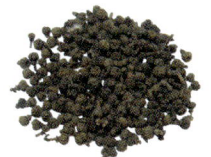
오수유吳茱萸
오수유나무의 익지 않은 열매를 말린 것. 맛이 맵고 쓰다.

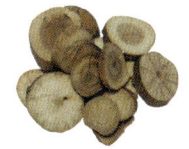
오약烏藥
천태오약의 덩이뿌리를 말린 것. 맛이 맵다.

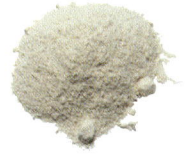
용골龍骨
큰 포유동물의 화석화된 뼈. 맛이 달다.

용안육龍眼肉
용안의 익은 열매를 말린 것. 말이 달다.

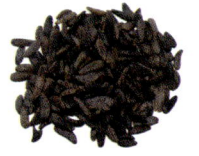

우방자牛蒡子
우엉의 여문 씨를 말린 것. 맛이 맵다.

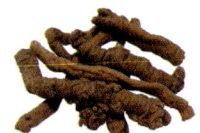

원지遠志
원지의 뿌리를 말린 것. 맛이 쓰고 맵다.

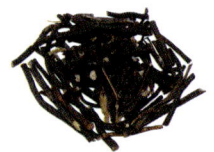

위령선威靈仙
큰꽃으아리의 뿌리를 말린 것. 맛이 쓰다.

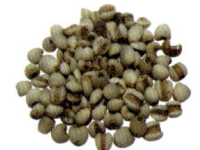

의이인薏苡仁
율무의 여문 씨를 말린 것. 맛이 달다.

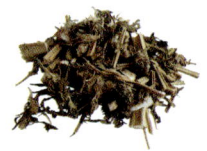

익모초益母草
이른 여름 꽃이 피기 전에 익모초의 전초를 말린 것. 맛이 맵고 쓰다.

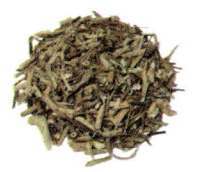
인동忍冬
인동덩굴의 줄기와 잎을 말린 것. 맛이 달다.

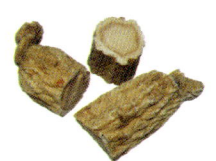
인삼人蔘
쌍떡잎식물 산형화목 두릅나무과의 여러해살이풀을 말린 것.

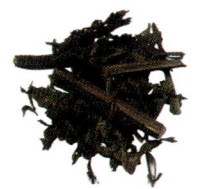
인진茵蔯
사철쑥의 전초를 말린 것. 맛이 쓰고 맵다.

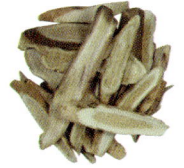
작약芍藥
작약의 뿌리를 말린 것. 맛이 쓰고 시다.

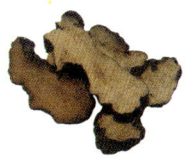
저령豬苓
참나무류의 뿌리에 기생하는 버섯의 균핵을 말린 것. 맛이 달다.

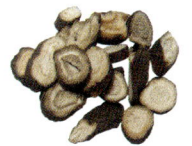
전호前胡
바디나물의 뿌리를 말린 것. 맛이 쓰고 맵다.

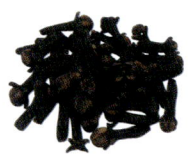
정향丁香
정향나무의 꽃봉오리를 말린 것. 맛이 맵다.

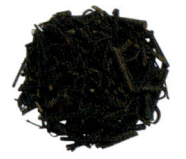
조구등釣鉤藤
응달에서 말린 조구등의 가시.

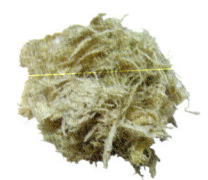
죽여竹茹
솜대의 얇은 속껍질을 말린 것. 맛이 달다.

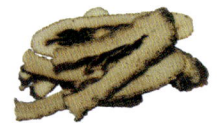
지각枳殼
탱자나무의 잘 익은 열매의 껍질을 말린 것. 맛이 쓰다.

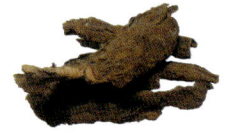
지골피地骨皮
구기자나무의 뿌리껍질을 말린 것. 맛이 쓰다.

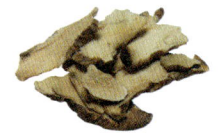
지모知母
지모의 뿌리줄기를 말린 것. 맛이 쓰다.

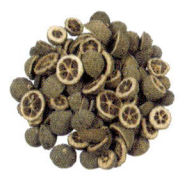

지실枳實

탱자나무의 덜 익은 열매를 말린 것. 맛이 쓰고 시다.

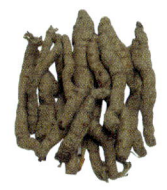

지황地黃

지황의 뿌리. 맛이 쓰고 약간 달다. 날것은 생지황, 말린 것은 건지황, 쪄서 말린 것은 숙지황이다.

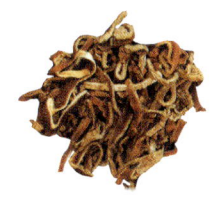

진피陳皮

익은 귤의 껍질을 말린 것. 맛이 쓰고 맵다.

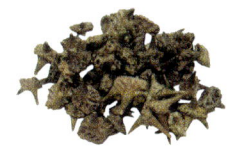

질려자蒺藜子

남가새의 익은 열매를 말린 것. 맛이 쓰고 맵다.

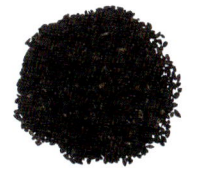

차전자車前子

질경이의 여문 씨를 말린 것. 맛이 달고 짜다.

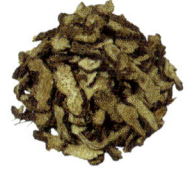

창출蒼朮

당삽주의 뿌리줄기를 말린 것. 맛이 쓰고 맵다.

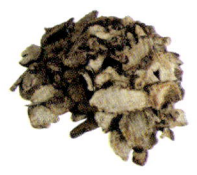

천궁川芎

궁궁이의 뿌리줄기를 말린 것. 맛이 맵다.

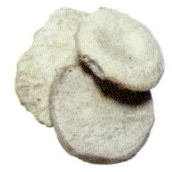

천남성天南星

천남성의 덩이줄기를 말린 것. 맛이 쓰고 맵다.

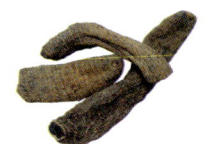

천마天麻

천마의 덩이줄기를 말린 것. 맛이 맵다.

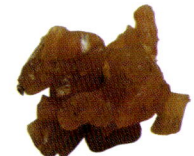

천문동天門冬

천문동의 덩이뿌리를 찐 후 껍질을 벗겨 말린 것. 맛이 달고 쓰다.

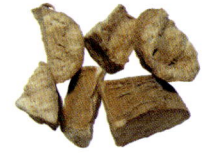

천화분天花粉

과루근 가루.

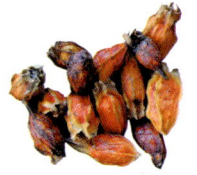

치자梔子

치자나무의 익은 열매를 말린 것. 맛이 쓰다.

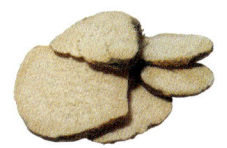

택사 澤瀉

택사의 덩이줄기를 말린 것. 맛이 달고 짜다.

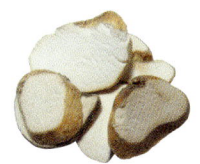

패모 貝母

패모의 비늘줄기를 말린 것. 맛이 맵고 쓰다.

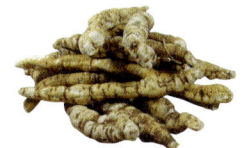

하수오 何首烏

하수오의 덩이뿌리를 말린 것. 맛이 달고 쓰다.

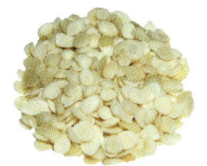

행인 杏仁

살구씨. 맛이 쓰고 달다.

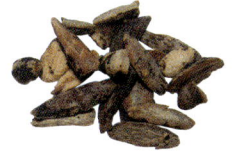

향부자 香附子

향부자의 뿌리줄기를 말린 것. 맛이 달다.

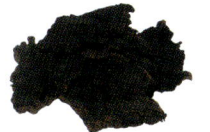

현삼 玄蔘

현삼의 뿌리를 말린 것. 맛이 쓰고 짜다.

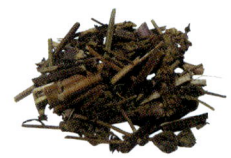

형개 荊芥
정가의 전초를 말린 것. 맛이 맵고 쓰다.

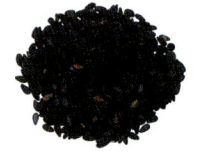

호마인 胡麻仁
깨의 여문 씨를 말린 것. 맛이 달다.

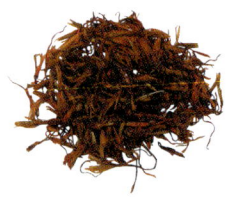

홍화 紅花
잇꽃의 꽃을 말린 것. 맛이 맵다.

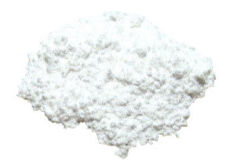

활석 滑石
마그네슘으로 이루어진 규산염 광석. 맛이 달다.

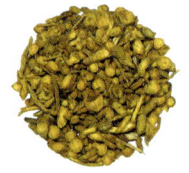

황금 黃芩
황금(속서근풀)의 뿌리를 말린 것. 맛이 쓰다.

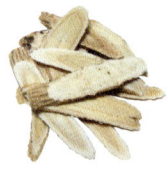

황기 黃芪
황기(단너삼)의 뿌리를 말린 것. 맛이 달다.

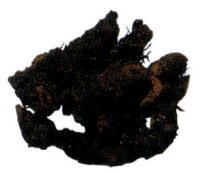

황련黃連

황련의 뿌리줄기를 말린 것. 맛이 쓰다.

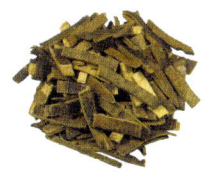

황백黃柏

황백피(黃柏皮). 황벽나무의 껍질을 말린 것. 맛이 쓰다.

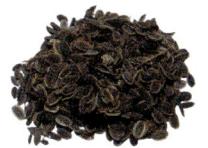

회향茴香

회향의 여문 열매를 말린 것. 맛이 맵다.

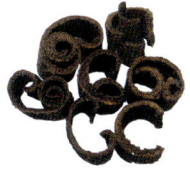

후박厚朴

후박나무 껍질을 말린 것. 맛이 맵고 쓰다.

좋은 한약재 고르는 방법

소비자들은 보통 한약재의 원산지를 따지는 경향이 있다. 그러나 화학약품을 사용해 신선한 국내산 한약재인 것처럼 위장한 사례도 적지 않다. 게다가 전문가가 아니라면 약재가 수입산인지 국내산인지 명확하게 구분하는 게 쉽지 않다.

따라서 가장 쉽게 좋은 한약재를 고르는 방법은 보건복지부의 '규격 한약재' 마크가 부착된 포장 제품을 구입하는 것이다. 이런 제품들은 수입된 약재라고 해도 모든 검사 절차를 끝낸 것이기 때문에 안전하다고 볼 수 있기 때문이다.

- **감초** 가루가 잘 묻어나고 부스러지는 것이 좋다. 밀도가 높고 섬유질이 많은 것은 좋지 않다.
- **계피** 매운맛이 나고 특유의 향이 강한 것을 고른다. 휘발성이 강한 계피는 1, 2년이면 향이 거의 사라진다.
- **당귀** 뿌리가 굵고 겉껍질이 황갈색을 띠며 속껍질은 연한 황백색이 돌고 향이 강한 것이 좋다. 바짝 말라 있는 것보다는 약간 수분기가 있는 것이 좋다.
- **대조** 주름이 많을수록 수분이 많다. 부풀어 오른 것은 수분이 빠져 바짝 말랐을 가능성이 크다.
- **더덕** 달다가 뒤에 맛이 쓴 것이 좋다. 향이 강할수록 신선하다. 오래 보관하면 향이 사라지기 때문이다. 중국산이 국산보다 더 섬유질이 많고 억세다.
- **도라지** 껍질에 약효 성분이 많아 껍질을 벗기지 않고 말린 것이 좋다. 이런 도라지는 쭈글쭈글하고 향이 강하며 쌉쌀한 맛이 난다.
- **둥글레** 공기에 오래 노출되면 수분을 흡수하는 성질이 있으므로 포장이 잘된 것을 골라야 한다. 노란색에 알이 굵은 것이 좋다.
- **맥문동** 굵으며 부서지지 않고, 속심을 뺀 것이 좋다.
- **백작약** 단단하고 손으로 꺾었을 때 쉽게 부러지며 잿빛이 연하게 도는 것이 좋다.
- **산약** 겉은 붉은 빛이고, 잘랐을 때는 흰 것이 좋다.
- **숙지황** 윤이 나고 약간 진득진득하면서 부드럽고, 가위로 잘랐을 때 단면이 균일하고 일정한 것이 좋다.
- **영지** 갓이 약간 오므라들고 탄력이 있으며, 색은 연한 갈색이나 주황빛이 도는 황갈색이 좋다.
- **오가피** 가시가 없고 코르크층이 얇은 뿌리의 껍질에 약효 성분이 가장 많다. 향기가 좋고 코르크층이 얇거나 제거된 것이 좋다.

- **오미자** 향이 나고 약간 큼직하며, 색은 자색이나 보라색을 띠는 것이 좋다.
- **인삼** 인삼의 종류에는 수삼, 미삼, 백삼, 홍삼 등이 있는데 수삼과 마삼은 구분하기 어렵다. 중국산 백삼은 가루가 많아 지저분하고 국내산은 깔끔하다. 국산 홍삼은 맑은 홍색을 띠고 투명한 느낌인 반면, 중국산은 탁하고 검은빛이 난다.
- **칡** 씹으면 진한 맛이 나는 것, 섬유질이 적고 액즙이 많은 것이 좋다. 오래된 것은 씁쓸한 맛이 나고 색이 밝다.
- **황기** 씹으면 단맛이 강하고 노란빛이 약간 감도는 것이 좋다. 잔뿌리가 많고 길며 향이 있는 것이 좋다. 묵은 것은 화학물질 냄새가 난다.

일러두기   처방전에 사용된 약재 사진은 용량(g)과 다릅니다.

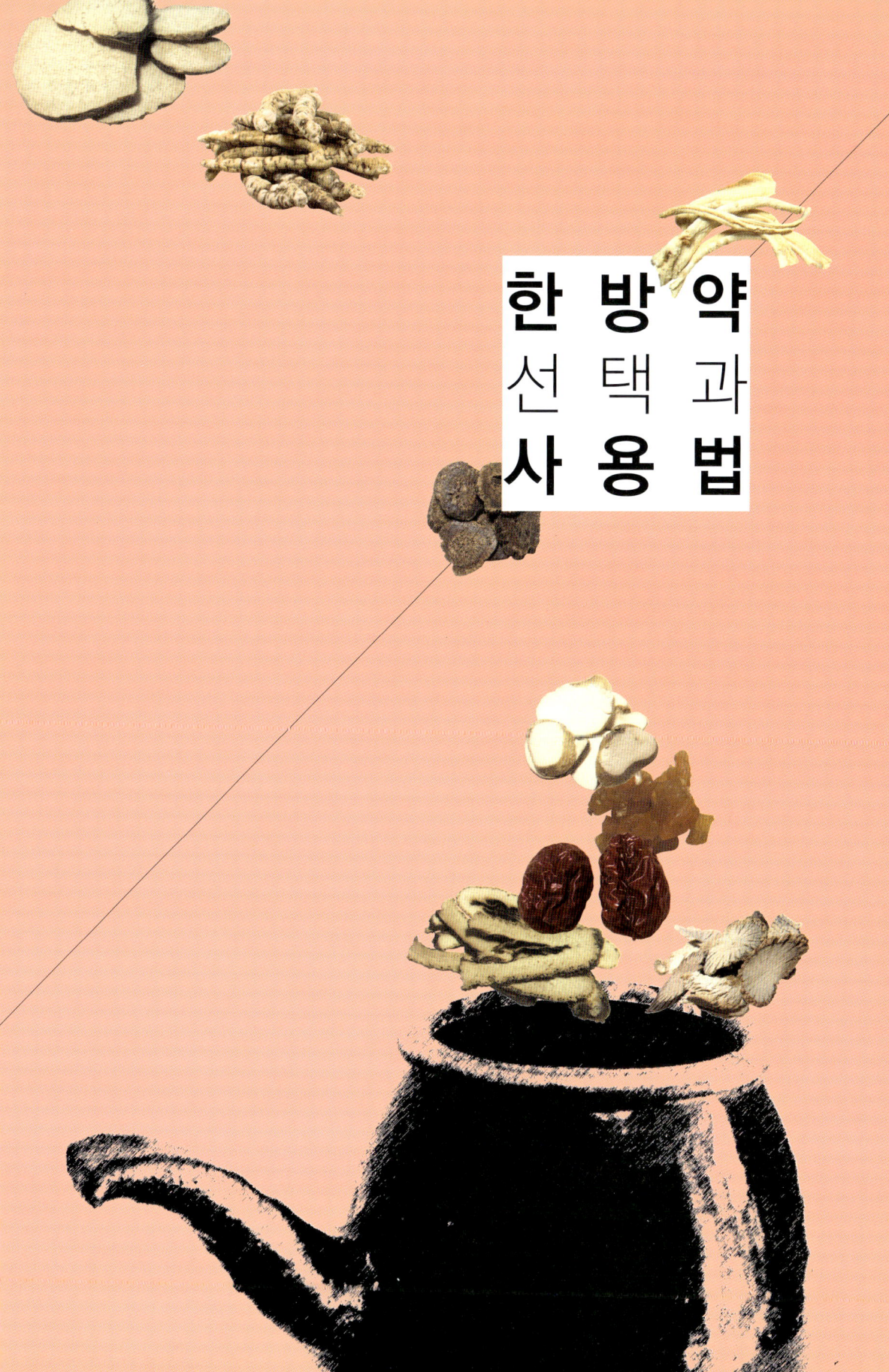

갈근가출부탕
葛根加朮附湯

증.세.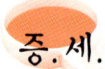

일반적인 증상

① 두통.
② 어깨와 뒷목이 결리다.
③ 팔이 시리고 아프며, 손가락이 굳어진다.
④ 오한, 발열.
⑤ 몸이 쑤시고 아프다.
⑥ 복통.
⑦ 피부가 가렵다, 화농.

- **복부** : 일정하지는 않으나, 배꼽의 옆 왼쪽 옆구리 또는 신경락(腎經絡)의 주행부(走行部)에 압박을 느끼는 경우가 있다.
- **맥박** : 가볍게 손가락만 대도 촉감이 느껴지는 맥으로 열이 있을 때에는 맥박의 수가 많아진다. 열이 없는 두통, 어깨 결림의 치료를 목표로 사용할 때에는 맥박의 수가 많지 않아도 관계없다.
- **혀** : 일정하지는 않지만, 엷은 백태가 끼는 경우가 있다.

적응증

오한, 발열로 두통이 있고, 어깨와 뒷목, 등골이 결리고 긴장감이 있는 신경통, 상반신의 관절 류머티즘에 좋다. 이밖에 오십견, 근육통, 감기, 중이염, 가려움증, 습진 등에 사용한다.

처.방.전.

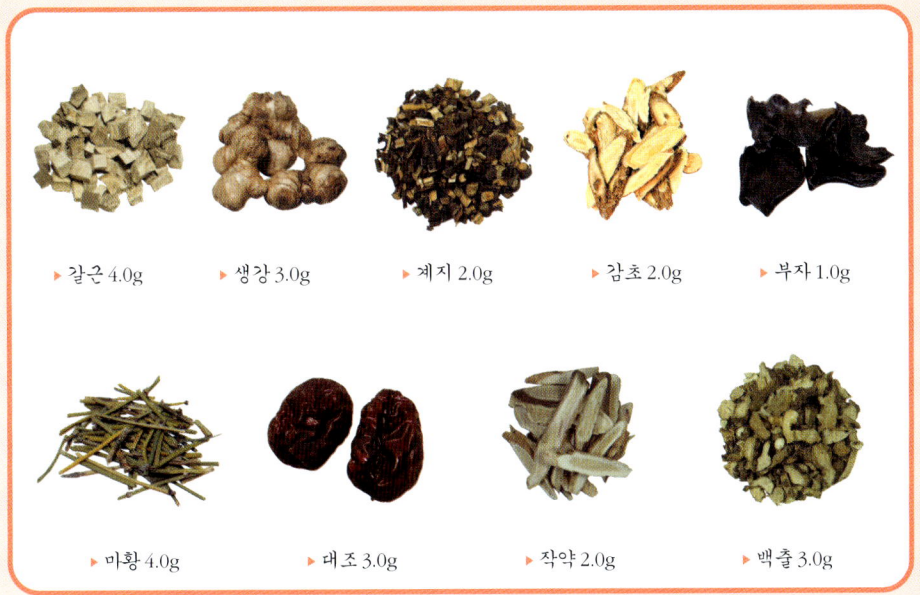

▶ 갈근 4.0g ▶ 생강 3.0g ▶ 계지 2.0g ▶ 감초 2.0g ▶ 부자 1.0g
▶ 마황 4.0g ▶ 대조 3.0g ▶ 작약 2.0g ▶ 백출 3.0g

사용법
앞의 처방을 하루 분으로 달여 식전 또는 식간에 하루 2, 3회 복용한다.

주의사항
위장이 약한 사람에게는 주의해서 사용한다.

처방해설
① 갈근, 작약, 감초, 부자는 진통작용이 있다.
② 생강, 백출, 부자는 이뇨작용이 있다.
③ 마황과 계지는 발한작용이 있다.

갈근탕 葛根湯

증.세.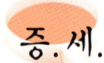

일반적인 증상

① 목과 어깨가 결린다.
② 바람을 쐬면 오한이 나고 한기를 느낀다.
③ 발열과 한기가 동시에 난다.
④ 두통.
⑤ 코가 막힌다.
⑥ 천식.

- **복부** : 일정하지는 않으나, 배꼽의 옆 왼쪽 옆구리 또는 신경락(腎經絡)의 주행부(走行部)에 압박을 느끼는 경우가 있다.
- **맥박** : 가볍게 손가락만 대도 촉감이 느껴지는 맥으로 열이 있을 때에는 맥박의 수가 많아진다. 열이 없는 두통, 어깨 결림의 치료를 목표로 사용할 때에는 맥박의 수가 많지 않아도 관계없다.
- **혀** : 일정하지는 않지만, 엷은 백태가 끼는 경우가 있다.

적응증

비교적 체력이 있는 사람이 감기증상과 같은 두통, 발열, 오한이 있고, 목과 어깨가 결리면서 땀이 나지 않는 경우에 사용한다. 대표적인 감기약이지만, 감기증상이 없어도 여러 종류의 열성질환, 상반신, 특히 목 부위의 염증이나 통증이 있을 때 사용한다.

이밖에 이질의 초기, 감기, 결막염, 각막염, 중이염, 편도선염, 유선염, 임파선염, 상반신의 신경통, 두드러기, 습진, 축농증, 신경통, 편두통, 천식, 비염, 부비강염, 기관지염, 폐렴, 코막힘, 풍진, 장티푸스, 설사, 성홍열, 오십견, 사십완, 치통, 파상풍, 피하농양(皮下膿瘍), 야뇨증, 음부가려움증, 알레르기성 결막염 등에 이용할 수 있다.

처.방.전.

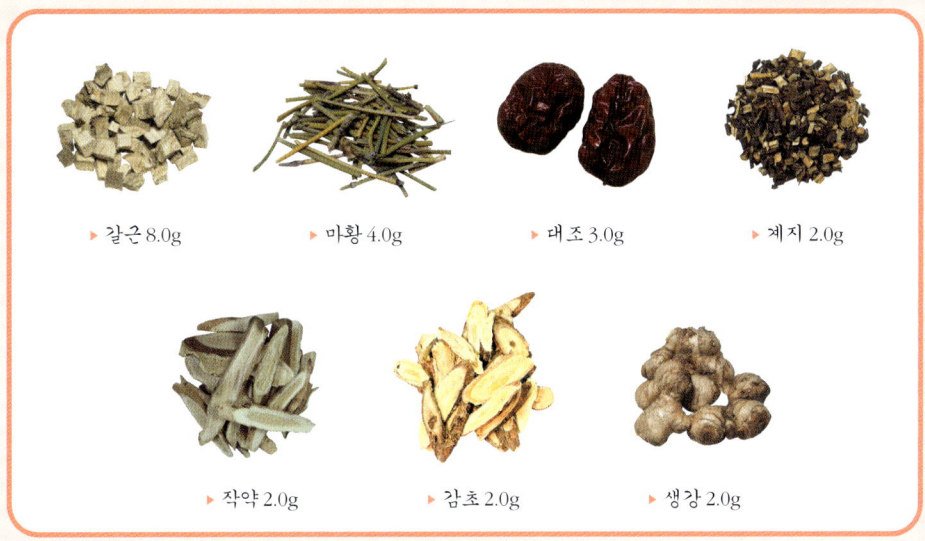

사용법
① 앞의 처방을 하루 분으로 달여 식전 또는 식간에 하루 2, 3회로 나누어 복용한다.
② 본 처방에는 각성작용(覺醒作用)이 있으므로 차를 운전할 때에도 졸리지 않아 안심하고 복용해도 된다.
③ 잠이 오지 않는 경우가 있으므로 자기 전에는 마시지 않는 것이 좋다.

주의사항
신체가 허약한 사람, 임산부, 노인 또는 협심증, 심근경색이 있거나 위장이 약한 사람에게는 신중을 기해서 사용한다.

처방해설
① 갈근은 발한, 해열작용이 있고, 등줄기 근육의 긴장을 완화시켜주는 작용이 있다.
② 마황에는 발한, 해열작용이 있는데, 계지와의 조합으로 상승효과를 발휘한다.
③ 작약, 대조, 감초에는 자양강장의 효과가 있고, 과도한 발한을 억제하는 역할을 한다.

갈근탕가천궁신이
葛根湯
加川芎辛夷

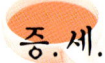
증.세.

일반적인 증상

① 코막힘.

② 콧물.

③ 콧물이 자주 목구멍으로 들어간다.

④ 목과 어깨가 결린다.

⑤ 두통이 있고, 머리가 무겁다.

⑥ 자연발한이 없다.

■ 복부 : 일정하지는 않으나, 왼쪽 옆구리 또는 신경락(腎經絡)의 주행부(走行部)에 압박을 느끼는 경우도 있다.

■ 맥박 : 떠 있고, 힘이 있다.

■ 혀 : 일정하지 않다.

적응증

비교적 체력이 있는 사람이 축농증이나 만성비염이 있어 코가 막히거나, 콧물이 나며, 두통과 어깨 결림을 수반하는 경우에 사용한다.

　이밖에 축농증, 비염, 감기, 폐렴, 기관지염, 치통, 결막염, 각막염, 중이염, 외이염, 두통, 어깨 결림, 신경통, 급성대장염, 이질 등에 사용한다.

처.방.전.

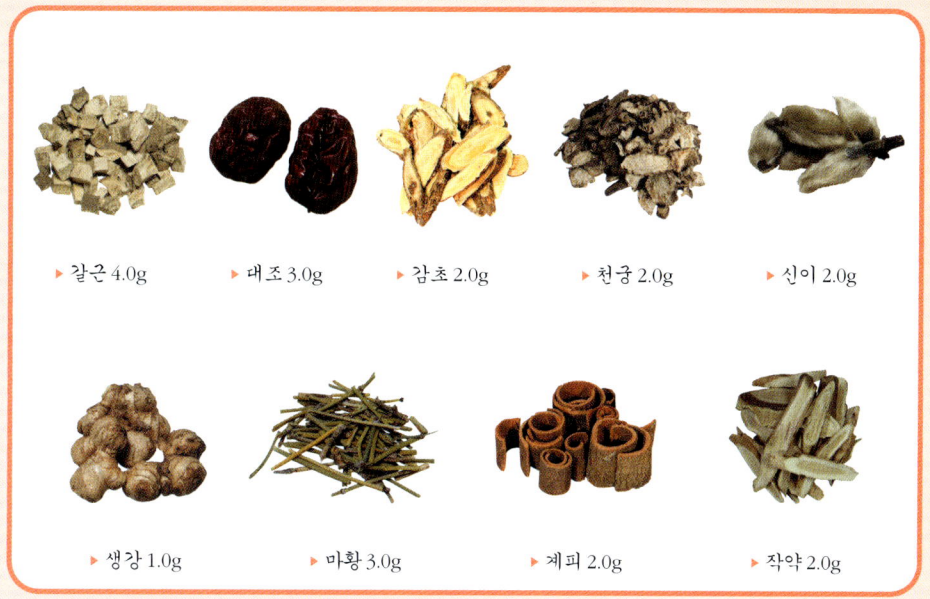

▶ 갈근 4.0g　▶ 대조 3.0g　▶ 감초 2.0g　▶ 천궁 2.0g　▶ 신이 2.0g
▶ 생강 1.0g　▶ 마황 3.0g　▶ 계피 2.0g　▶ 작약 2.0g

사용법
앞의 처방을 하루 분으로 달여 식전 또는 식간에 하루 2, 3회로 나누어 복용한다.

처방해설
① 갈근탕(p.34)에 천궁과 신이를 가미한 것이다.
② 신이란 백목련의 일종으로 민간요법에서는 축농증이나 비염, 치통 등에 사용되었다. 코안의 염증성 부종을 없애고, 코막힘이나 콧물이 나는 증세를 낫게 한다.
③ 천궁에는 배농작용이 있고, 계피와 함께 혈관을 확장시켜 두통을 치료한다.
④ 마황은 이뇨작용이 있다.
⑤ 갈근에는 뇌혈류(腦血流)를 개선하는 효능이 있다.

감맥대조탕 甘麥大棗湯

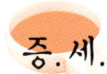 증.세.

일반적인 증상
① 갑자기 울거나 웃는 등 기분이 걷잡을 수 없이 변한다.
② 하품을 자주 한다.
③ 입맛이 없다.
④ 불안감.
⑤ 쉽게 잘 놀란다.
⑥ 불면증.
⑦ 머리가 멍해진다.

- 복부 : 복직근이 당기고 판자처럼 딱딱해지는데, 특히 오른쪽이 심하다. 그러나 이러한 증상이 없어도 본 처방을 사용할 수 있다.
- 맥박 : 자주 뛴다.
- 혀 : 담백한 설태가 낀다.

적응증
비교적 체력이 약한 사람이 밤에 갑자기 울거나 히스테리, 경련 등의 정신흥분이 심할 때에 사용한다. 이유 없이 울거나 슬퍼하며, 갑자기 깔깔거리고 하품을 자주 하는 증상에도 좋다.

이밖에 경련, 소아 및 부인의 신경증, 불면증, 간질, 신경증, 중풍, 조울증, 자율신경실조증, 갱년기 증후군, 소아야경증(小兒夜驚症), 히스테리 발작 등에 사용한다.

처.방.전.

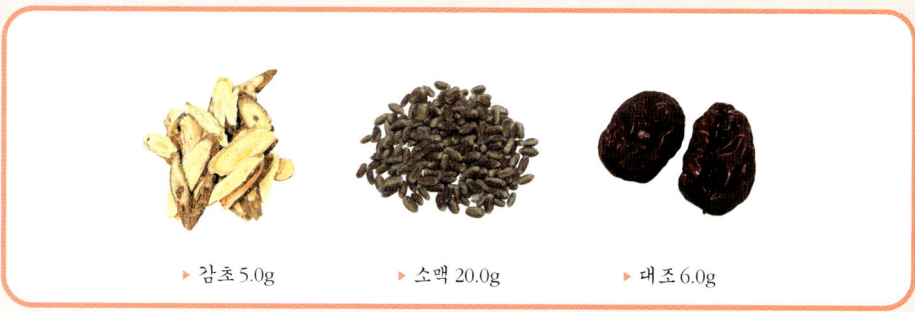

▶ 감초 5.0g ▶ 소맥 20.0g ▶ 대조 6.0g

사용법
앞의 처방을 하루 분으로 달여 식전 또는 식간에 하루 2, 3회로 나누어 복용한다.

주의사항
주로 어린이와 부인에게 사용하며, 여성적인 성향이 있는 남성에게도 사용할 수 있다.

처방해설
① 감초와 소맥은 불면, 다몽(多夢: 꿈을 많이 꾼다), 초조감, 잘 놀라거나 가슴이 두근거리는 등의 흥분상태를 진정시킨다.
② 대조와 감초는 위의 작용을 촉진시켜주고, 자주 하품하는 것을 치료한다.

감초탕 甘草湯

증.세.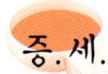

일반적인 증상

① 인후통.

② 피부의 통증.

③ 가벼운 염증.

④ 복통.

⑤ 치통.

⑥ 구내염.

⑦ 구토.

⑧ 여러 가지 중독.

⑨ 항문의 심한 통증.

- 복부 : 일정하지 않다.
- 맥박 : 일정하지 않다.
- 혀 : 일정하지 않다.

적응증

감기 등으로 목이 몹시 아플 때나 심한 기침, 급격한 복통 등에 사용한다.

이밖에 목의 혹사, 쉰목소리, 치통, 급성인두염, 편도선염, 위경련, 치핵, 탈항의 동통, 음부통, 배뇨통, 요폐, 약물중독, 식중독 등에 좋다.

처.방.전.

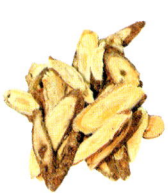

▶ 감초 8.0g

사용법
① 앞의 처방을 하루 분으로 달여 식전 또는 식간에 하루 2, 3회로 나누어 복용한다.
② 염증에 가벼운 급박성통증이 있을 때에 널리 사용된다.
③ 인두통이나 구내염에는 복용을 하면서 양치용으로도 사용하는데, 양치질을 한 뒤에는 그대로 삼킨다.
④ 치질의 통증, 음부의 통증, 타박통, 자통 등의 증상이 있을 때에는 복용을 하면서 국소에 습포를 한다.

주의사항
① 주로 돈복*하나 장기적으로 사용할 필요는 없다.
② 감초만의 단독처방으로 장기간에 걸쳐 복용하면 혈압상승, 부종, 체중증가 등 부작용이 있을 수 있다.

처방해설
감초는 위장을 편안하게 해주고, 해독기능으로 온갖 약의 독을 풀어 준다. 또한 가벼운 통증과 염증을 가라앉히는 효능이 있다.

● **돈복(頓服)** 약 따위를 나누지 아니하고 한꺼번에 다 먹음.

계마각반탕

桂麻各半湯

증.세.

일반적인 증상

① 발열.

② 한기.

③ 두통.

④ 가벼운 기침.

⑤ 땀이 나지 않는다.

⑥ 두드러기.

⑦ 피부염(안면, 손과 발에 붉은 반점이 있고, 가려움이 심하며, 미열을 수반함).

⑧ 안면홍조.

적응증

비교적 체력이 약한 사람이 두통, 오한, 발열, 기침이 있으며, 가려움증이 있을 때 사용한다. 이밖에 감기가 악화되거나 기침, 기관지염, 가려움증, 두드러기, 피부염 등에 좋다.

처.방.전.

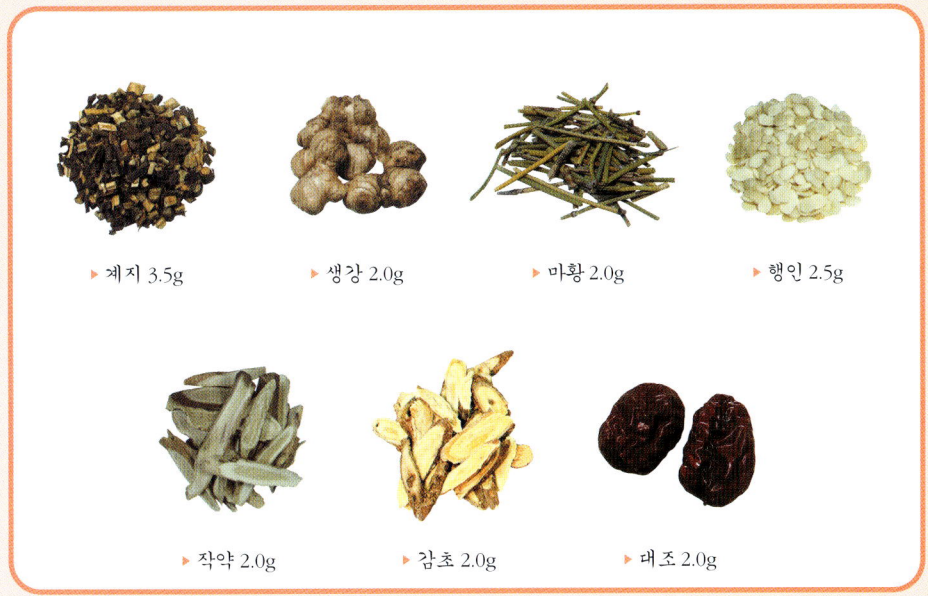

- ▶ 계지 3.5g
- ▶ 생강 2.0g
- ▶ 마황 2.0g
- ▶ 행인 2.5g
- ▶ 작약 2.0g
- ▶ 감초 2.0g
- ▶ 대조 2.0g

사용법

① 앞의 처방을 하루 분으로 달여 식전 또는 식간에 하루 2, 3회로 나누어 복용한다.

② 효과가 계지탕(p.66)으로는 부족하고, 마황탕(p.102)으로는 너무 과한 경우에 사용한다.

주의사항 및 처방해설

① 계지탕과 마황탕을 각각 반씩 합방한 것으로서 '계마각반탕'이라고 부른다. 본 처방은 계지탕이나 마황탕보다 목이나 어깨가 결리는 증상을 치료하는 효과는 약하지만, 진해, 거담작용은 강하다.

② 피부염에도 많이 사용되는데, 발진이 안면, 손과 발 등 신체의 노출부에 나타날 경우에 사용한다.

계비탕 啓脾湯

증.세.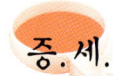

일반적인 증상

① 묽은 설사 또는 진흙과 같은 변.

② 복통.

③ 식욕부진.

④ 체력쇠약.

⑤ 안색이 나쁘고, 살이 빠진다.

⑥ 신경질.

⑦ 빈혈.

⑧ 구토.

- 복부 : 복벽은 약하고, 명치 부위를 가볍게 두드리면 물소리가 난다.
- 맥박 : 연약하고, 힘이 없다.
- 혀 : 담백하고, 백태가 낀다.

적응증

비교적 체력이 약한 사람의 설사에 사용한다. 안색이 나쁘고, 식욕이 부진하며, 복통과 구토를 수반하기도 한다.

　이밖에 위장허약, 만성위장염, 소화불량, 설사, 장결핵, 병후의 식욕부진 등에 사용한다.

처.방.전.

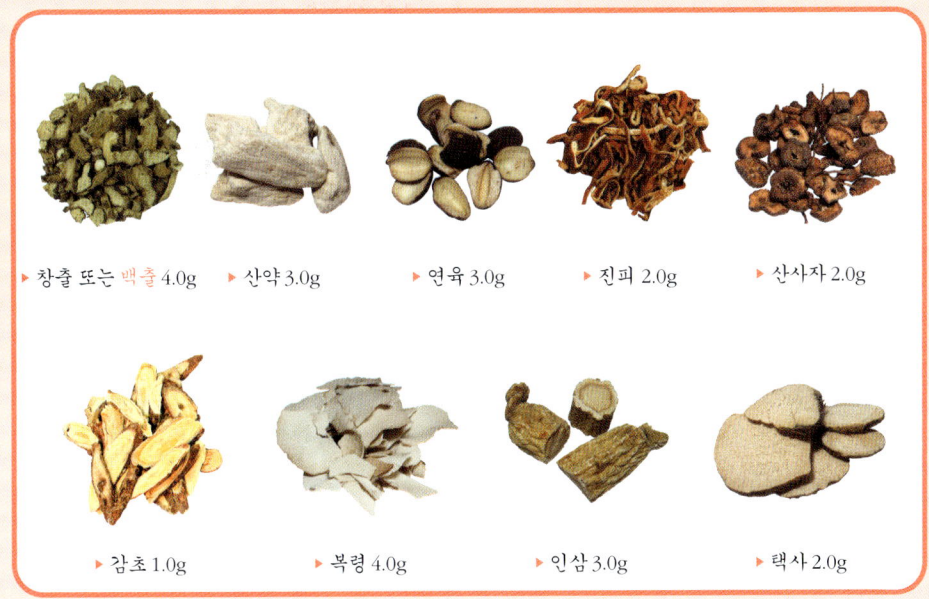

▶ 창출 또는 백출 4.0g　▶ 산약 3.0g　▶ 연육 3.0g　▶ 진피 2.0g　▶ 산사자 2.0g

▶ 감초 1.0g　▶ 복령 4.0g　▶ 인삼 3.0g　▶ 택사 2.0g

사용법
앞의 처방을 하루 분으로 달여 식전 또는 식간에 하루 2, 3회로 나누어 복용한다.

주의사항 및 처방해설
① '계비탕'은 비(脾: 소화기)를 계발(啓發: 힘을 돋운다)한다는 뜻이다.
② 큰 병을 앓은 뒤 식욕을 되찾고, 위장을 강화하기 위해 사용할 수 있으며, 다른 약으로도 효과가 없었던 묽은 설사에 사용한다.
② 위의 기능을 왕성하게 해서 식욕을 돋우는 작용이 있다.
④ 산사자와 진피는 음식물을 소화시킨다.
⑤ 연육은 위장에 원기를 돋우고, 이뇨작용으로 설사를 멎게 한다.
⑥ 택사는 설사를 멎게 하고, 구갈을 낫게 하는 기능이 있다.

계지가갈근탕

桂枝加葛根湯

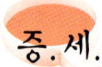 증.세.

일반적인 증상

① 두통.

② 오한.

③ 자연발한.

④ 흥분.

⑤ 목과 어깨가 결린다.

- 복부 : 복벽은 연약하고, 복직근이 가벼운 정도로 긴장한다.
- 맥박 : 떠 있다.
- 혀 : 엷은 백태가 끼는 경우가 있다.

적응증

두통, 목과 어깨의 결림, 오한이 나고 땀이 나는 증상에 사용하며, 허약한 사람의 감기 초기에 응용한다.

처.방.전.

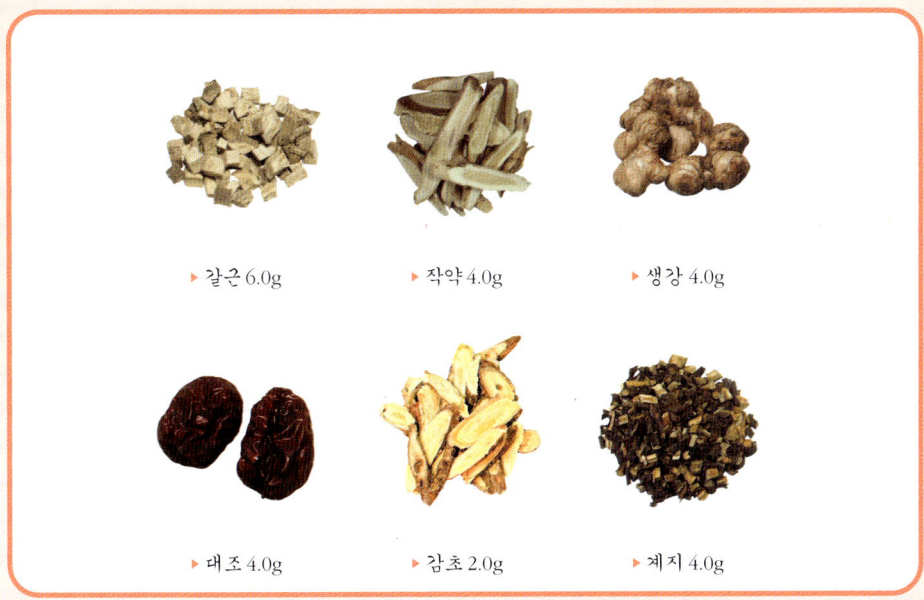

▶ 갈근 6.0g　▶ 작약 4.0g　▶ 생강 4.0g
▶ 대조 4.0g　▶ 감초 2.0g　▶ 계지 4.0g

사용법
앞의 처방을 하루 분으로 달여 식전 또는 식간에 하루 2, 3회로 나누어 복용한다.

주의사항
계지탕에 갈근을 가미한 것으로 갈근탕(p.34)을 사용할 때에 발한이 있는 경우에 사용한다.

처방해설
① 《상한론》에는 '태양병, 등골이 심하게 당기며 이에 반해서 땀이 나고 오한이 나는 자는 계지가갈근탕으로 치료한다' 라고 쓰여 있다.
② 갈근은 발한, 해열작용을 하고, 목의 근육을 완화시킨다.

● 상한론(傷寒論) 중국의 의서(醫書)로 《금궤요략(金匱要略)》과 함께 한방의 쌍벽을 이루며, 한의학의 중요한 원천이다.

계지가용골모려탕

桂枝加
竜骨牡蛎湯

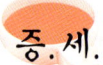
증.세.

일반적인 증상

① 안색이 나쁘다.

② 신경과민, 정신불안, 흥분.

③ 몽정, 몽교, 다몽.

④ 불면.

⑤ 성적신경쇠약.

⑥ 손발이 차다.

⑦ 식욕이 없다.

- 복부 : 복벽이 전체적으로 연약하고, 하복부의 복직근이 긴장해 있다.
- 맥박 : 여리고, 약하다.
- 혀 : 담백하고, 백색의 설태가 낀다.

적응증

신경이 예민하고 흥분하기 쉬운 허약한 체질의 사람에게 사용한다. 불면, 불안감, 동계, 꿈을 자주 꾸고 남자는 몽정, 여자는 몽교 등의 신경증상이 있으며, 식욕이 없어 마르고, 안색이 나쁘며, 기운이 없을 때 사용한다.

이밖에 성적신경쇠약, 어린이의 야뇨증, 심계항진, 야경증, 탈모증, 만성피로, 조루, 체기(滯氣), 히스테리, 성호르몬제의 남용에 따르는 흥분증 등에 좋다.

처.방.전.

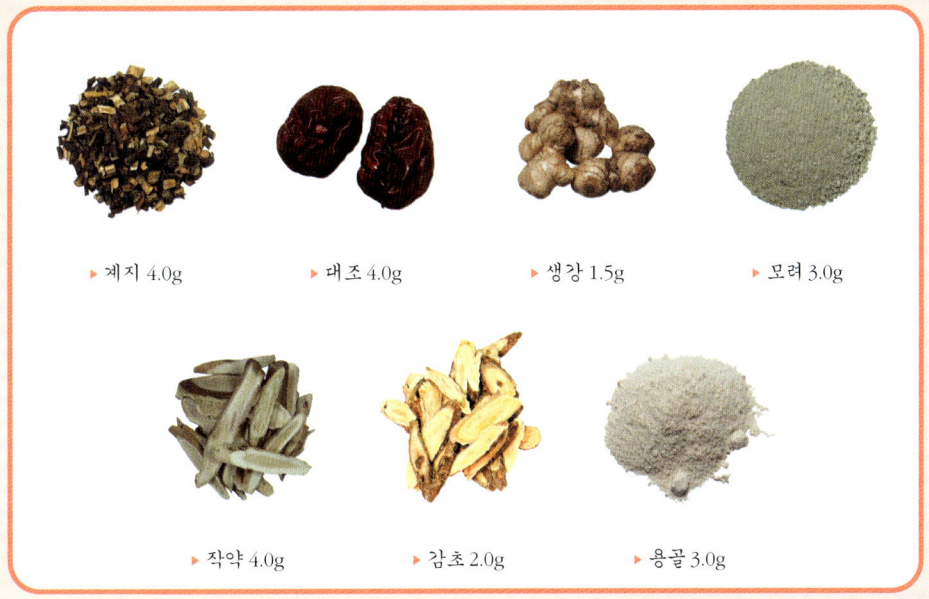

▶ 계지 4.0g   ▶ 대조 4.0g   ▶ 생강 1.5g   ▶ 모려 3.0g

▶ 작약 4.0g   ▶ 감초 2.0g   ▶ 용골 3.0g

사용법
앞의 처방을 하루 분으로 달여 식전 또는 식간에 하루 2, 3회로 나누어 복용한다.

주의사항 및 처방해설
① 계지가용골모려탕은 계지탕(p.66)에 동계, 정신불안, 불면 등에 효과가 있는 용골, 모려를 가미한 것이다.
② 예로부터 본 처방은 몽정, 몽교에 많이 사용되어 왔다.

- **동계(動悸)** 심장의 고동이 심하여 가슴이 울렁거리는 일. 갑자기 놀라거나 심한 운동을 한 경우에는 특히 크고 빨라진다.
- **야경증(夜警症)** 어린아이가 자다가 갑자기 놀라 소리를 지르거나 공포에 찬 표정으로 말을 하고는 2~3분 후에는 조용히 잠이 드는 증상. 2~8세의 신경질적인 어린아이에게 많으며 취침 전의 과식, 정신 흥분 따위가 원인이다.

계지가작약대황탕

桂枝加
芍藥大黃湯

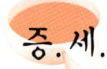
증.세.

일반적인 증상

① 어깨 결림.

② 복통.

③ 변비 때로는 설사.

④ 가벼운 한기.

⑤ 변이 시원하게 나오지 않는다.

⑥ 두통.

⑦ 발열.

- 복부 : 복부팽만이 있고, 복벽은 약간 단단하며, 누르면 저항이 있고, 복직근 특히 오른쪽에 경련이 있다.
- 맥박 : 떠 있고, 자주 뛴다.
- 혀 : 일정하지 않다.

적응증

체력이 약한 편인 사람이 배가 불러 오르고 더부룩하며, 변비가 있고, 복통이 있는 경우에 사용한다.

    이밖에 급성장염, 대장염, 상습변비, 숙변, 치핵, 위하수의 증세가 있는 사람이 몸이 냉해서 복통을 일으키고, 변비가 있는 경우 사용하면 좋다.

처.방.전.

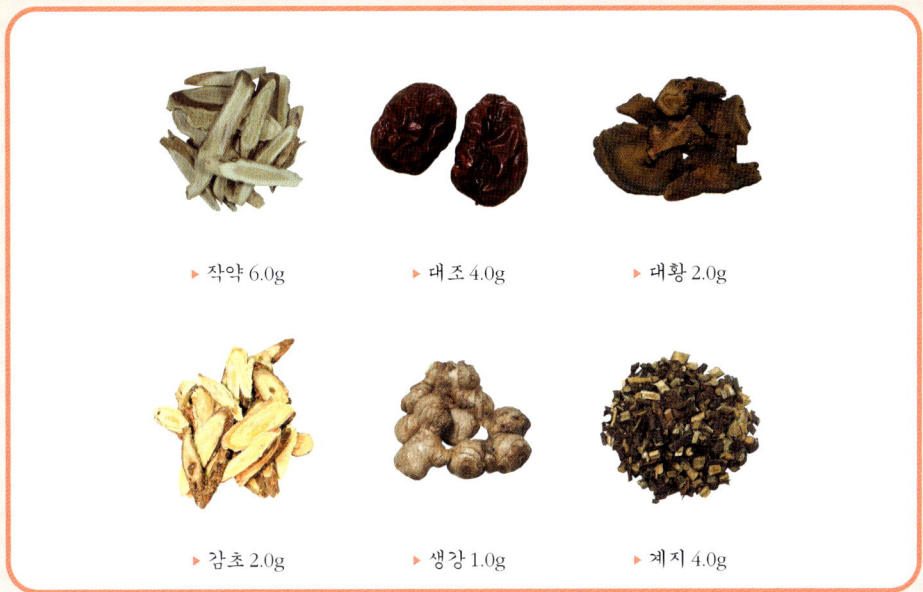

- ▶ 작약 6.0g
- ▶ 대조 4.0g
- ▶ 대황 2.0g
- ▶ 감초 2.0g
- ▶ 생강 1.0g
- ▶ 계지 4.0g

사용법

앞의 처방을 하루 분으로 달여 식전 또는 식간에 하루 2, 3회로 나누어 복용한다.

주의사항 및 처방해설

① 계지가작약탕에 대황을 가미한 것으로 대황은 소염성의 하제로 작용한다.
② 작약은 청열작용이 있고, 어혈을 없애 주어 발열, 토혈, 경폐, 타박상 등에 쓰인다.
③ 대황은 대소변의 불통(不通), 헛소리, 잠꼬대, 어혈 등에 쓰인다.

계지가작약탕
桂枝加芍藥湯

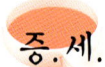
증.세.

일반적인 증상

① 어깨 결림.
② 복통.
③ 무지근한 배.
④ 설사 또는 변비, 설사와 변비가 번갈아 나온다.
⑤ 묽은 변.
⑥ 배변 뒤에도 불쾌감이 남는다.
⑦ 냉증으로 위장이 허약하다.
⑧ 두통.
⑨ 발열.

- **복부**: 복직근에 쥐가 난다. 배는 전체적으로 불러 있지만, 누르면 물렁거리고 저항감이 없다.
- **맥박**: 떠 있고, 약하다.
- **혀**: 일정하지 않다.

적응증

마른 체형에 허약체질이면서 위장이 약한 사람이 몸이 냉하고, 배가 불러 오르면서 통증이 있을 때에 사용한다. 복부에 팽만감이 있고, 배가 무지근하며, 설사 또는 변비가 있을 때 좋다.

　이밖에 복부팽만감 또는 복통을 동반한 구토, 장염, 만성충수염, 이동성맹장, 만성복막염, 장염, 직장염, 치질, 음낭헤르니아(탈장), 과민성장증후군 등에 응용한다.

처.방.전.

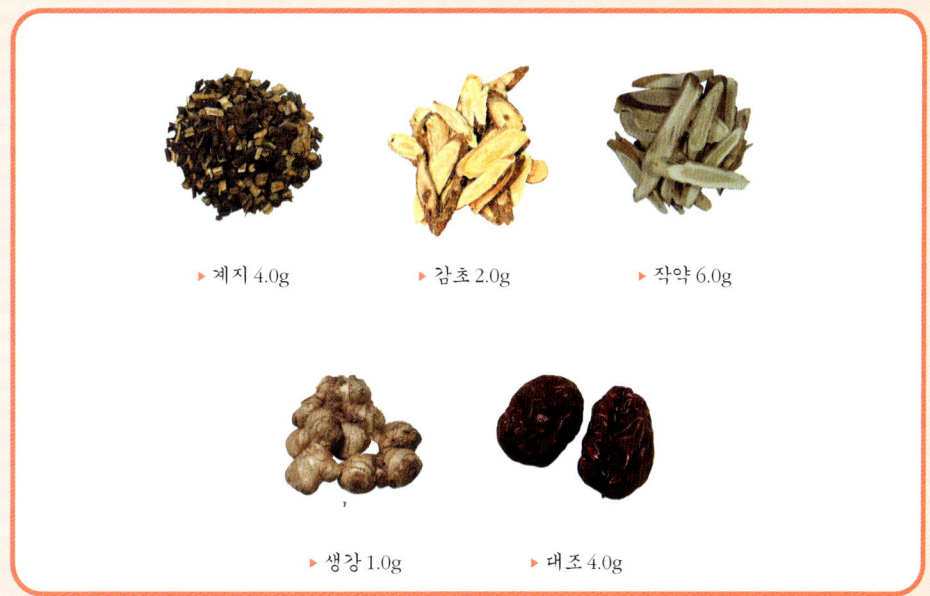

▶ 계지 4.0g ▶ 감초 2.0g ▶ 작약 6.0g
▶ 생강 1.0g ▶ 대조 4.0g

사용법
앞의 처방을 하루 분으로 달여 식전 또는 식간에 하루 2, 3회로 나누어 복용한다.

주의사항 및 처방해설
① 본 처방과 같이 작약, 감초, 대조가 가미된 한방약은 오른쪽 복직근에 경련이 일어날 때에 사용한다.
② 본 처방은 계지탕(p.66)의 작약을 증량한 것으로 작약감초탕(p.210)에 몸을 덥게 해주는 계지, 생강, 대조를 가미한 처방이다.

계지가황기탕
桂枝加黃耆湯

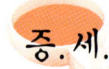 증.세.

일반적인 증상

① 상반신, 특히 등에서 땀이 나기 쉽다.

② 식후에 상체에서 발한.

③ 움직이면 금세 땀이 난다.

④ 황환*.

⑤ 하체가 차갑다.

적응증

상체에 땀이 잘 나지만, 하체가 차고, 쉽게 피로하며, 마음이 불안하고, 소변의 양이 적은 사람에게 사용한다.

　이밖에 식은땀, 농가진**, 다한증(多汗症), 감기, 땀띠, 물사마귀, 만성피부병, 중이염, 황달, 안면신경마비 등에 응용한다.

처.방.전.

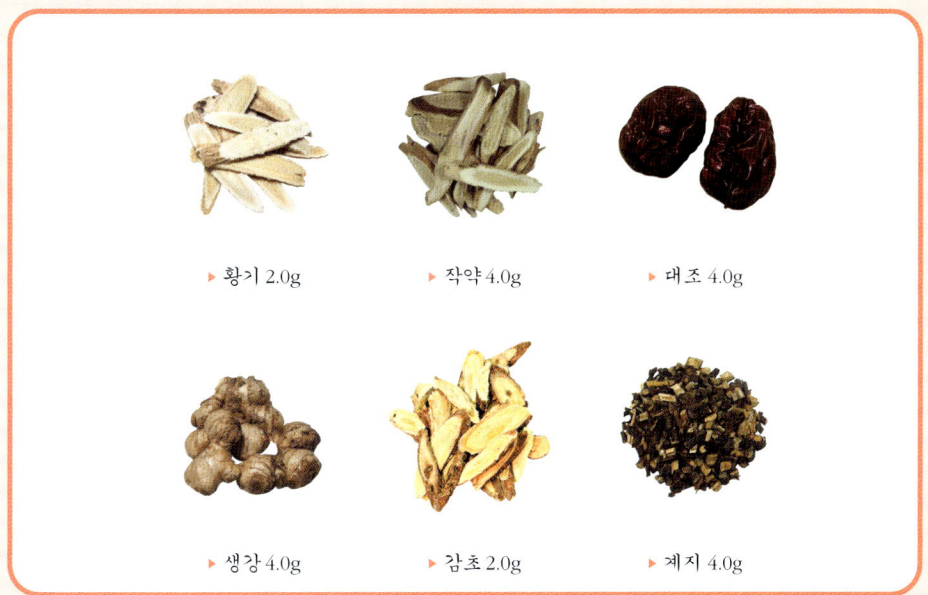

▶ 황기 2.0g　　▶ 작약 4.0g　　▶ 대조 4.0g
▶ 생강 4.0g　　▶ 감초 2.0g　　▶ 계지 4.0g

사용법
앞의 처방을 하루 분으로 달여 식전 또는 식간에 하루 2, 3회로 나누어 복용한다.

주의사항 및 처방해설

① 《금궤요략●●●》에는 '상복부에 땀이 나고 하복부는 땀이 나지 않으며, 허리와 대퇴부가 당기는 것 같은 통증이 있고, 심한 경우에는 식욕이 전혀 없으며, 몸이 무겁고, 번조하며 배뇨가 불편하고, 그 때문에 누런 땀이 날 때에 사용하면 좋다' 라고 기록되어 있다.

② 황기는 발한을 멈추게 해주고, 손발이 저린 증상을 완화시키며, 부종을 제거하는 작용이 있다.

● 황한(黃汗) 황달의 하나. 열이 나고 누런 땀이 나는 병.
●● 농가진(膿痂疹) 고름집이 생겼다가 딱지가 앉는 피부병.
●●● 금궤요략(金匱要略) 중국 한나라 말 내과의 잡병에 대한 치료법을 논한 의서(醫書).

계지가후박행인탕

桂枝加
厚朴杏仁湯

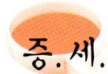
증.세.

일반적인 증상

① 잔기침.

② 생기가 없다.

③ 미열.

④ 두통.

⑤ 가슴이 답답하다.

⑥ 콧물이나 묽은 가래는 나오지 않는다.

- **복부** : 복벽은 연약하고, 복직근이 가볍게 긴장한다.
- **맥박** : 약하게 떠 있다.
- **혀** : 엷은 백태가 끼는 경우가 있다.

적응증

감기에 걸려 기침을 하는 사람에게 사용한다. 하지만 콧물이나 묽은 가래가 많이 나오는 기침에는 사용하지 않는다.

　이밖에 천식, 만성기관지염, 감기 등에 응용한다.

처.방.전.

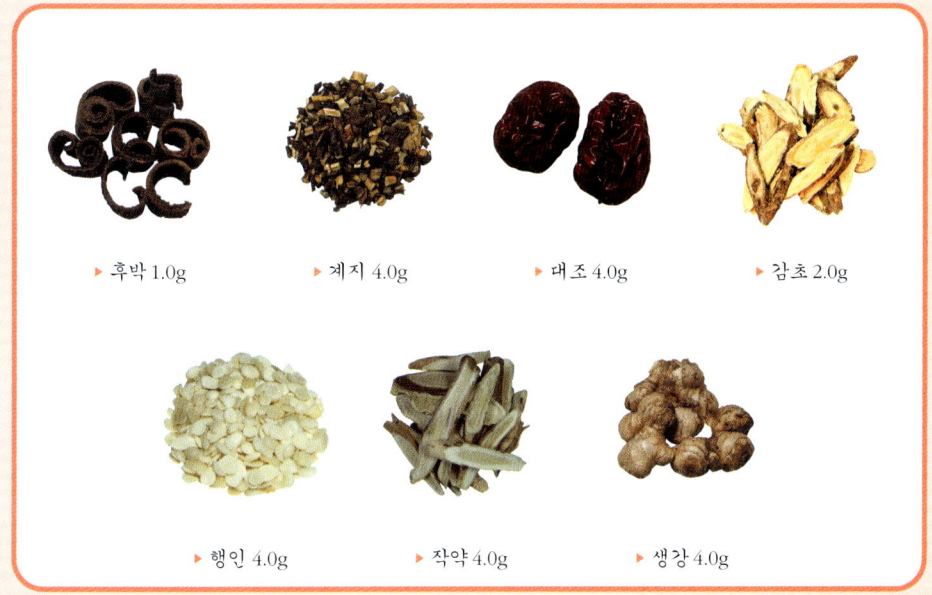

▶ 후박 1.0g　▶ 계지 4.0g　▶ 대조 4.0g　▶ 감초 2.0g

▶ 행인 4.0g　▶ 작약 4.0g　▶ 생강 4.0g

사용법

앞의 처방을 하루 분으로 달여 식전 또는 식간에 하루 2, 3회로 나누어 복용한다.

주의사항

체력이 약한 사람이 기침이 오래 지속될 때에 사용한다.

처방해설

① 후박은 목련과의 박나무 껍질로 민간요법으로는 복통, 구역질, 설사, 기침, 복통에 이를 달여서 마시게 한다.
② 행인은 살구열매의 씨로 기침, 호흡곤란, 통증, 부종을 치료한다.

계지복령환
桂枝茯苓丸

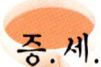
증.세.

일반적인 증상

① 발, 허리, 아랫배의 냉증.
② 상기되는 느낌이 들면서 얼굴이 붉어진다.
③ 상기되어 어깨가 결리거나, 머리가 아프면서 현기증이 난다.
③ 흥분, 초조감, 기분이 침울하다.
④ 월경통, 월경불순, 불임.
⑤ 변비.
⑥ 피하출혈.
⑦ 빈뇨.
⑧ 성기출혈.
⑨ 동계.
⑩ 불면증.
⑪ 울혈.

- **복부** : 복벽은 비교적 힘이 있고, 배꼽의 왼쪽에서 아랫배에 걸쳐 누르면 저항이 있으며, 압통도 있다. 누르면 불쾌감이 있고, 왼쪽 아랫배에 가늘고 긴 덩어리가 집힌다.
- **맥박** : 가라앉고 긴장되어 있다.
- **혀** : 암자색이거나 혹은 반점이 생기는 경우가 있다.

적응증

어혈을 풀어 주는 대표적인 여성전용 한방약이나, 남녀를 불문하고 고혈압, 뇌졸중, 타박상, 만성간염 등에 널리 응용하며 피부 미용제로도 유명하다.

체격은 좋고, 얼굴이 검거나 붉은 사람이 하복부의 통증, 어깨 결림, 두통, 냉증을 호소할 때 사용하면 좋다.

이밖에 냉증과 상기증이 있고 변비, 현기증을 호소하는 경우에 사용하며 각종 부인과 질환, 자궁내막염, 월경불순, 월경곤란, 대하, 갱년기 장애(두통, 현기증, 흥분, 어깨 결림 등), 복막염, 치질, 고환염, 갑상선종, 하지정맥류, 피하출혈, 타박상, 혈맥, 혈관이나 혈액질환 등에 응용한다.

처.방.전.

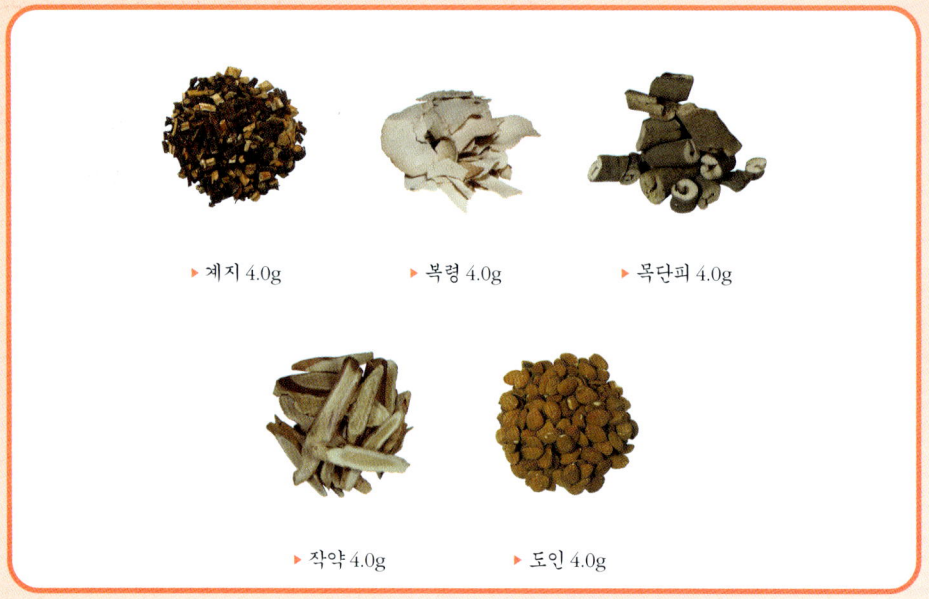

▶ 계지 4.0g　　▶ 복령 4.0g　　▶ 목단피 4.0g

▶ 작약 4.0g　　▶ 도인 4.0g

사용법
① 앞의 처방을 하루 분으로 달여 식전 또는 식간에 하루 2, 3회로 나누어 복용한다.
② 환약으로 만드는 경우에도 1~3g의 환약을 한 번으로 하여 식전 또는 식간에 하루 2, 3회 복용한다.

주의사항
① 피부미용제로 사용할 경우에는 의이인과 합방해서 사용하는 경우가 많다.
① 임신부에게는 사용하지 않는다.
② 본 처방은 여성을 위한 체질개선의 목적으로 장기간 복용할 수 있다. 냉하고 상기증이 있을 때 변비, 월경곤란, 어깨 결림, 기미, 주근깨 등이 제거되고 피부가 맑아진다.
③ 장기간 복용할 때에는 소시호탕(p.146), 대시호탕(p.80), 시호계지탕(p.154) 등과 병용하면 위장장애를 예방할 수 있다.

처방해설

① 목단피, 작약, 도인은 혈관을 확장해서 혈종을 분해·흡수해서 혈행을 개선하고, 온열성(溫熱性)인 계지가 이를 돕는다.

② 복령은 조직의 수분을 혈중에 흡수해서 부종을 경감하고, 체내의 독소를 소변으로 배출한다.

③ 본 처방은 중급 정도의 구어혈제**로서 혈액의 점조도(粘稠度)를 내려주는 효과가 실험을 통해 판명되었다. 따라서 동맥경화증, 심근경색, 뇌혈전, 만성간염, 당뇨병 등에도 효과가 있다.

● **울혈(鬱血)** 몸 안의 장기나 조직에 정맥의 피가 몰려있는 증상.
●● **구어혈제(驅瘀血劑)** 어혈을 몰아내는 제재.

계지복령환가미의이인
桂枝茯苓丸
加味薏苡仁

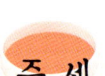
증.세.

일반적인 증상

① 발, 허리, 아랫배의 냉증.
② 상기되는 느낌이 들면서 얼굴이 붉어진다.
③ 상기되어 어깨가 결리거나, 머리가 아프면서 현기증이 난다.
④ 흥분, 초조감, 기분이 침울하다.
⑤ 월경통, 월경불순, 불임.
⑥ 변비.
⑦ 하복부의 팽만감.
⑧ 빈뇨.
⑨ 성기출혈.
⑩ 동계.
⑪ 피하출혈, 울혈.
⑫ 여드름, 기미, 주근깨, 사마귀.
⑬ 피부, 손과 발이 거칠어진다.
⑭ 불면증.

- **복부** : 복벽은 비교적 힘이 있고 배꼽 왼쪽부터 아랫배까지 누르면 저항과 압통이 있다. 왼쪽 아랫배에 가늘고, 긴 덩어리가 잡힌다.
- **맥박** : 가라앉고, 긴장되어 있다.
- **혀** : 암자색이거나 혹은 반점이 생기는 경우가 있다.

적응증

피부가 약간 검고, 체력이 중급 이상인 사람의 얼굴이 자주 빨개지고, 몸이 냉하며, 하복부에 압통을 호소하는 어혈 증상이 있을 때 사용한다.

피부가 거칠어지면서 기미, 주근깨, 여드름, 사마귀 등의 피부이상을 수반하거나 두통, 어깨 결림, 현기증, 상기증, 월경이상 등을 수반하는 경우에 사용한다.

처.방.전.

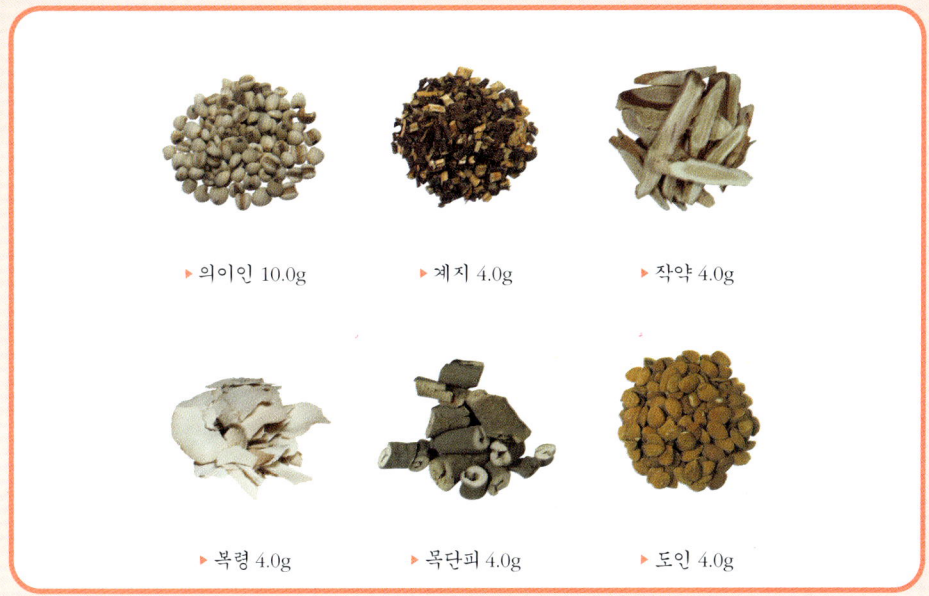

- 의이인 10.0g
- 계지 4.0g
- 작약 4.0g
- 복령 4.0g
- 목단피 4.0g
- 도인 4.0g

사용법
앞의 처방을 하루 분으로 달여 식전 또는 식간에 하루 2, 3회로 나누어 복용한다.

주의사항
임산부는 사용하지 않는다.

처방해설
① 피부 이상이 있을 때에 널리 사용되며, 피부미용제로 애용되고 있다.
② 의이인에는 소염, 배농의 효과가 있다.

계지인삼탕
桂枝人蔘湯

증.세.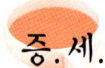

일반적인 증상

① 설사.

② 두통, 발열, 오한.

③ 관절통.

④ 설사는 묽으나, 혈액은 섞여 있지 않다.

⑤ 손과 발이 나른하다.

⑥ 자연발한이 있다.

⑦ 복통은 없지만, 배가 차다.

- 복부 : 명치가 메이는 느낌이 있고, 두들기거나 흔들면 꿀렁꿀렁 물이 차있는 소리가 난다. 복벽은 연약하다.

- 맥박 : 약하고, 느리다.

- 혀 : 습하지만, 설태는 끼지 않는다.

적응증

위장이 약한 사람이 두통, 동계, 숨이 차는 증상이 나타날 때 사용하는 처방으로 오한, 두통, 발열, 관절통 등이 있는데도 구역질이 나고, 설사가 날 때 효과가 있다.

　이밖에 위아토니°, 만성두통, 편두통, 감기성 설사, 감기, 위염, 장염, 대장염, 유행성 감기, 신경성심계항진, 심장병 등에 좋다.

처.방.전.

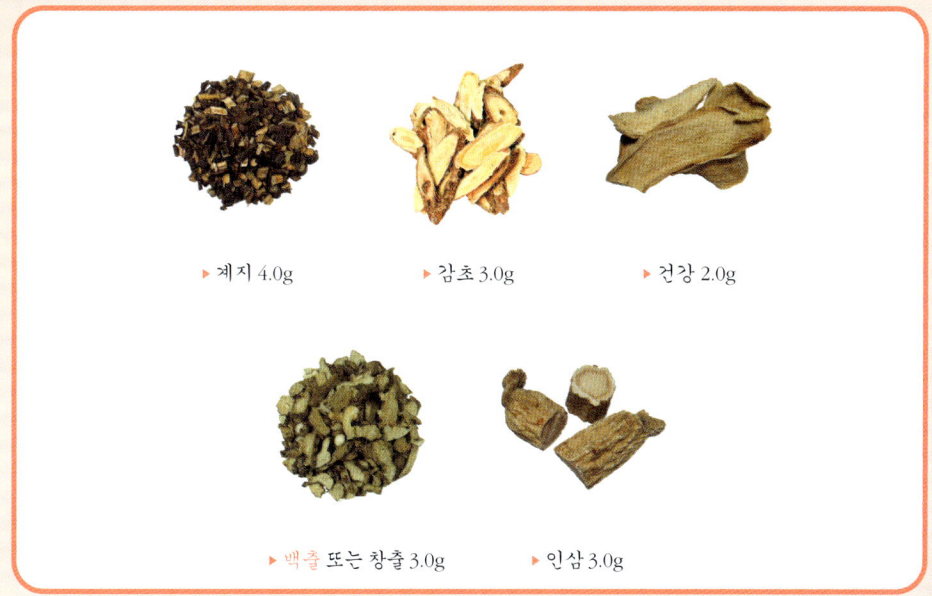

▶ 계지 4.0g　▶ 감초 3.0g　▶ 건강 2.0g
▶ 백출 또는 창출 3.0g　▶ 인삼 3.0g

사용법
앞의 처방을 하루 분으로 달여 식전 또는 식간에 하루 2, 3회로 나누어 복용한다.

주의사항
평소 인삼탕(p.198)을 사용할 정도로 허약한 사람이 감기에 걸려 열과 설사를 동반한 만성두통이 있을 때에도 사용한다.

처방해설
계지는 발한, 해열, 진통, 항균작용이 있어 감기증상을 치료해준다. 또 말초혈관을 확장하고 위장의 분비를 촉진하여 소화기능을 보강해주며, 다른 약재의 효능을 증강시켜 준다.

- 위아토니　위(胃)의 긴장력이 저하되고 쇠약한 상태를 말한다. 가슴이 따갑고 쓰리거나, 트림, 구역질, 변비 따위를 일으킨다.

계지탕 桂枝湯

증.세.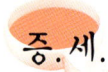

일반적인 증상

① 따뜻하게 해주면 금세 땀이 난다.

② 발열, 오한.

③ 두통.

④ 쉽게 흥분되어 상기된다.

⑤ 전신이 아프다.

⑥ 코막힘, 콧물.

⑦ 재채기.

- 복부 : 복벽은 연약하고, 복직근이 가벼운 정도로 긴장되어 있다.
- 맥박 : 떠 있고, 미약하다.
- 혀 : 엷은 백태가 끼는 경우가 있다.

적응증

마르고, 체력이 약한 사람이 감기증상인 오한, 두통, 발열, 상기(흥분), 통증 등을 느끼고, 몸을 따뜻하게 하면 금세 땀이 나는 증상에 사용한다.

이밖에 자연발한이 있는 미열, 오한이 나는 감기, 두통, 신경통, 관절 류머티즘, 신경쇠약, 임산부의 감기, 입덧, 냉증에 따르는 복통, 원형탈모증 등에 좋다.

처.방.전.

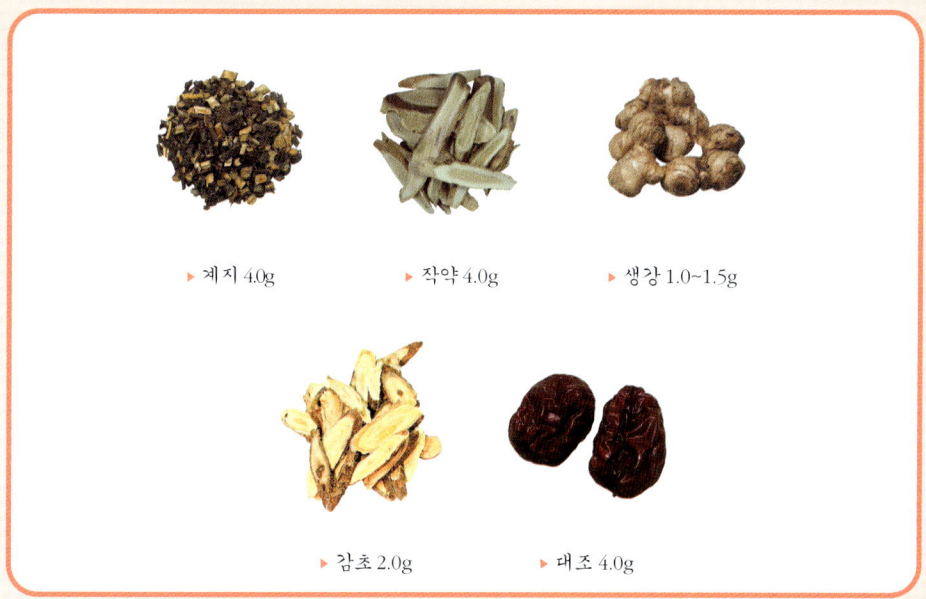

▶ 계지 4.0g　▶ 작약 4.0g　▶ 생강 1.0~1.5g
▶ 감초 2.0g　▶ 대조 4.0g

사용법
앞의 처방을 하루 분으로 달여 식전 또는 식간에 하루 2, 3회로 나누어 복용한다.

주의사항
평소에 허약해서 땀을 잘 흘리는 사람, 임산부, 어린이 등의 감기에 가장 효과가 있다.

처방해설
① 《상한론》에는 '두통이 있고, 열과 땀이 나고, 오한이 나며, 바람을 싫어하는 사람은 계지탕(p.66)으로 치료한다'라고 쓰여 있다.
② 주된 약재는 계피로서 작약과 함께 몸을 덥게 해주고, 피의 흐름을 좋게 해주며, 발한을 촉진시켜 준다.
③ 작약, 생강, 대조, 감초는 쇠약한 몸을 회복시켜 주는 작용을 한다.
④ 한방의 가장 기본적인 처방으로서 이것을 기초로 여러 가지 처방에 응용할 수 있다.

궁귀교애탕

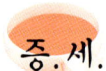

증.세.

일반적인 증상

① 하반신의 출혈 혹은 토혈, 객혈.
② 빈혈.
③ 현기증.
④ 손발이 차갑거나 때로는 달아오른다.
⑤ 하복부의 통증.
⑥ 지각이 둔해진다.
⑦ 손과 발이 나른하다.
⑧ 안색이 나쁘고, 피부가 거칠다.
⑨ 눈이 피로하다.
⑩ 머리가 흐려진다.
⑪ 구내출혈(口內出血).
⑫ 안저출혈(眼底出血).

- **복부** : 복벽은 연약하고 무력하며, 아랫배는 지각이 둔해진다. 때로는 왼쪽 복직근에 갑작스러운 경련이 일어난다.
- **맥박** : 가늘고 미약하며, 속이 비어 있다.
- **혀** : 설태는 없고, 약간 건조하다.

적응증

주로 하반신의 출혈, 치*, 장출혈, 혈뇨가 계속되고 빈혈, 현기증의 증세가 있거나, 손발이 차고, 체력이 쇠약하며, 아랫배가 아프거나 손발이 화끈거리는 경우에도 사용한다. 냉증이 있고, 출혈과다로 인한 빈혈, 내출혈, 산후출혈, 빈혈증이 있을 때 좋다.

　이밖에 자궁출혈, 적색대하, 혈뇨, 자반병, 유산벽(流産癖), 월경과다증, 장출혈, 부정성기출혈, 산후의 자궁수축부전(子宮收縮不全)으로 인한 출혈, 절박유산**, 혈소판감소성자반병 등에도 사용한다.

처.방.전.

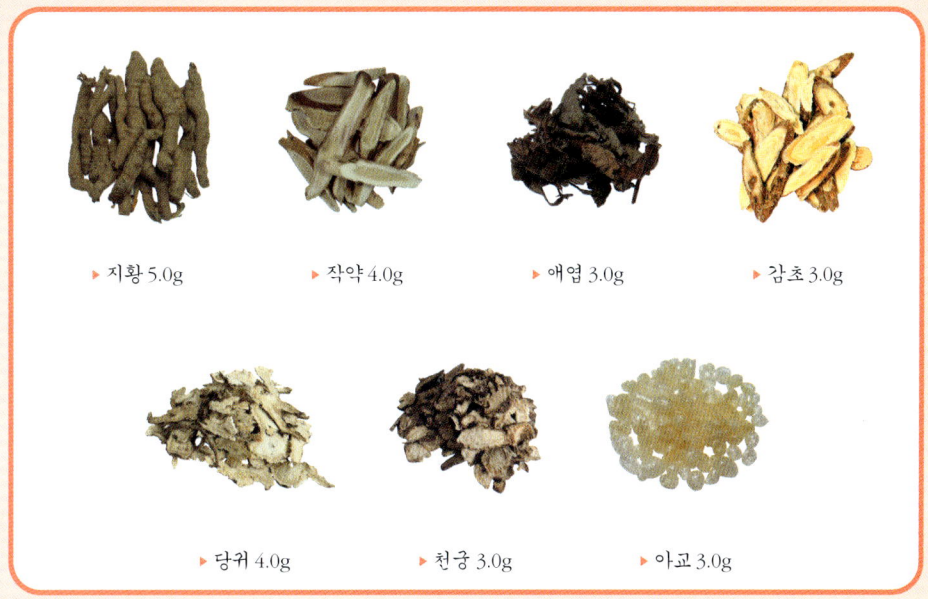

▶ 지황 5.0g   ▶ 작약 4.0g   ▶ 애엽 3.0g   ▶ 감초 3.0g

▶ 당귀 4.0g   ▶ 천궁 3.0g   ▶ 아교 3.0g

사용법

앞의 처방을 하루 분으로 물 600ml와 함께 달이거나 정종으로 달인다. 이것을 하루 2, 3회로 나누어 식전 또는 식간에 복용한다.

주의사항 및 처방해설

① 본 처방은 전신영양불량, 울혈, 출혈상태를 개선하는 사물탕(p.134)에 아교, 감초, 애엽을 가미하여 진통, 지혈의 효과를 추가한 것이다.
② 장기간에 걸친 암적색의 지완성출혈(遲緩性出血)로 몸이 냉하고, 피부가 까실까실할 때 사용하면 좋다.

- 치(痔) 항문의 안팎 둘레에 생기는 병.
- 절박유산(切迫流産) 유산이 갓 시작되었을 때 자궁구(子宮口)가 많이 열리지 않은 초기 상태. 적은 양의 출혈과 피가 섞인 대하가 나오고, 하복부의 통증과 압박감이 나타난다. 빨리 치료하면 유산을 막을 수 있다.

길경석고
桔梗石膏

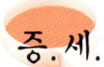
증.세.

일반적인 증상

① 열이 있다.
② 화농의 경향이 있다.
③ 기침.
④ 목이 아프다.

- 복부 : 일정하지 않다.
- 맥박 : 일정하지 않다.
- 혀 : 일정하지 않다.

적응증

기침, 객담, 인후통, 기관지염, 화농증에 좋다.

처.방.전.

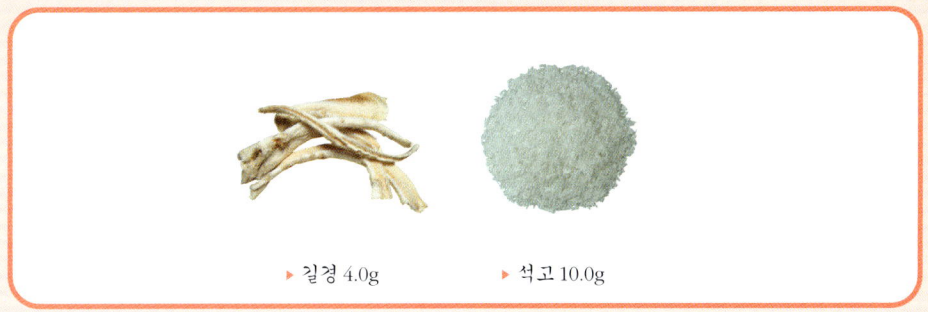

▶ 길경 4.0g   ▶ 석고 10.0g

사용법
앞의 처방을 하루 분으로 달여 식전 또는 식간에 하루 2, 3회로 나누어 복용한다.

주의사항 및 처방해설
① 본 처방은 해열, 소염, 진통, 배농, 거담작용이 있어 편도, 목젖, 기도, 그 밖의 염증성질환에 대한 보조약으로 증상에 따라 다른 약재와 배합해서 사용하기도 한다.
② 길경은 인통(咽痛)에 효과가 있고, 거담, 소염, 진통, 배농작용이 있다.
③ 석고는 소염, 해열, 진통작용이 있고, 발열, 구갈, 번조를 개선한다.

● **번조(煩躁)** 몸과 마음이 답답하고 열이 나서 손과 발을 가만히 두지 못함.

길경탕 桔梗湯

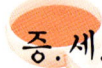

일반적인 증상

① 목이 매우 아프다.
② 가슴이 뻣뻣하고, 답답하다.
③ 기침이 난다.
④ 목에서 고름과 같은 가래가 나온다.
⑤ 목이 쉰다.
⑥ 침이나 음식물을 삼키기 곤란하다.
⑦ 미열이 난다.

- 복부 : 일정하지 않다.
- 맥박 : 자주 뛴다.
- 혀 : 미황색 또는 황색의 설태가 낀다.

적응증

주로 목이 붓고 아프며, 가래가 나오는 경우에 사용한다.
　이밖에 편도염, 편도주위염, 인두염, 폐화농증, 폐농양, 폐회저˚, 부패성기관지염, 기침 등에 좋다.

처.방.전.

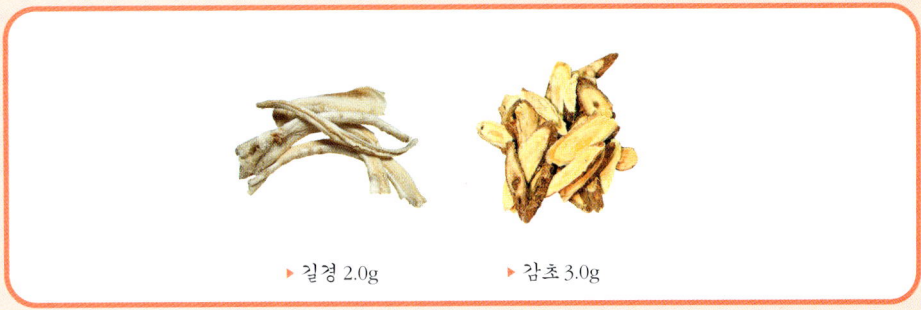

▶ 길경 2.0g ▶ 감초 3.0g

사용법
① 앞의 처방을 하루 분으로 달여 식전 또는 식간에 하루 2, 3회로 나누어 복용한다.
② 편도선염, 인·후두부염 등에 사용할 때에는 본 처방을 달여서 한 모금씩 목을 적시며 삼킨다.

주의사항
인·후두부의 염증이 부어 환부가 붉어지기 시작할 때에 사용한다.

처방해설
① 길경은 소염, 진해작용이 있으며, 가래가 끓는 것을 멎게 하고, 배농작용을 한다.
② 감초는 소염, 해독, 항알레르기, 거담작용을 하고, 기관평활근(氣管平滑筋)의 경련을 완화하며, 길경의 자극을 약화시킨다.

● 폐회저 폐의 조직의 일부 또는 대부분이 기능을 잃어 죽어 있는 상태.

당귀작약가부자탕

증.세.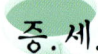

일반적인 증상

① 피로.
② 소변이 자주 마렵다.
③ 근육에 경련이 일어난다.
④ 월경불순, 월경통이 있고, 양이 적다.
⑤ 허리가 아프다.
⑥ 하반신과 사지가 차고, 특히 전체적으로 냉증과 한기가 심하다.
⑦ 손발이 붓고, 저리다.
⑧ 백대하.
⑨ 빈혈, 일어설 때 어지럽고, 머리가 무겁다.
⑩ 걸쭉하거나 묽은 변.
⑪ 권태감.
⑫ 동계.

- 복부 : 전체적으로 복벽은 연약하고, 배를 누르면 아프다.
- 맥박 : 가라앉아 있고, 미약하다.
- 혀 : 담홍색이고, 부어 있으며, 백태가 끼어 있다.

적응증

허약한 체질이면서 마른 체구에 희고 물렁물렁한 피부를 가진 여성이 빈혈과 냉증이 심하고, 부종, 복통을 호소하며 머리가 무겁고, 귀에서 소리가 나고, 현기증이 나고, 어깨가 결리고, 아랫배가 아프고, 전신에 권태감이 있으며, 손발이 몹시 차가울 때 사용한다.

이밖에 냉증, 월경통, 신경통, 만성신염, 갱년기 장애, 임신부종, 두통, 현기증, 습관성유산, 치질, 복통, 산후의 비립불량(肥立不良) 등에 좋다.

처.방.전.

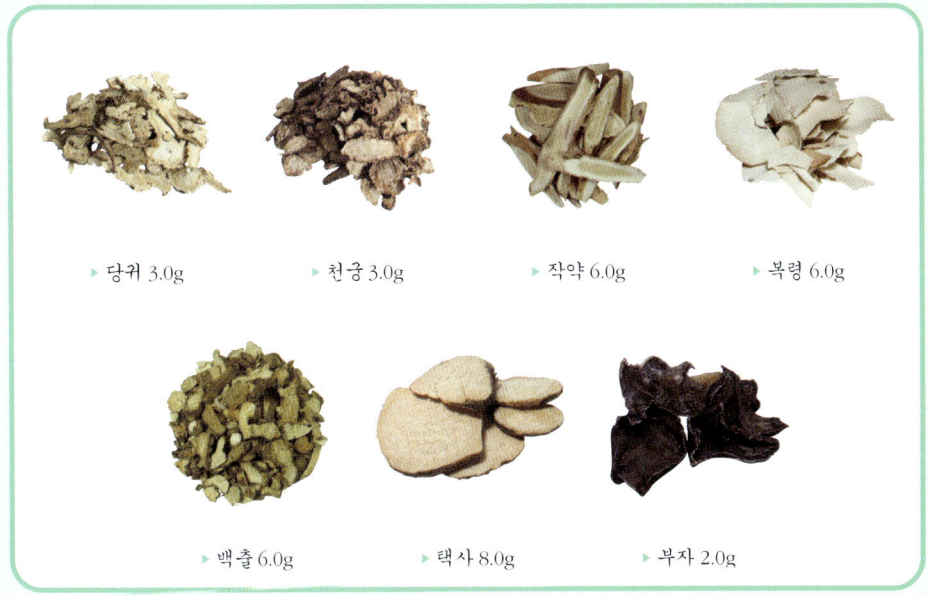

▶ 당귀 3.0g ▶ 천궁 3.0g ▶ 작약 6.0g ▶ 복령 6.0g
▶ 백출 6.0g ▶ 택사 8.0g ▶ 부자 2.0g

사용법
앞의 처방을 하루 분으로 달여 식전 또는 식간에 하루 2, 3회 나누어 복용한다.

주의사항 및 처방해설

① 당귀작약산(p.76)을 복용해도 되지만, 특히 냉증과 한기가 심할 때에는 본 처방을 사용한다.
② 당귀는 빈혈로 인해 기가 약해졌을 때 효과가 있다.
③ 천궁은 보혈제로 진정작용이 뛰어나다.
④ 작약은 당귀와 천궁의 약리작용을 도와 복부의 통증을 완화시켜 준다.
⑤ 복령, 백출, 택사는 대표적인 이뇨제로 부종 등 체내 수분의 편재를 정보(正補)한다.
⑥ 부자는 냉증과 통증을 완화시켜 주어 몸을 보온하고, 심한 냉증을 제거해준다.

당귀작약산 當歸芍藥散

증.세.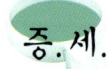

일반적인 증상

① 가벼운 빈혈.
② 피로, 권태감.
③ 소변이 자주 마렵다.
④ 월경불순, 월경통, 양이 적다.
⑤ 동계.
⑥ 허리가 아프다.
⑦ 근육에 경련이 일어난다.
⑧ 얼굴이나 손발이 붓고, 저리다.
⑨ 백대하.
⑩ 걸쭉하거나 묽은 변.
⑪ 하반신과 사지가 차다.

- **복부** : 전체적으로 복벽은 연약하고, 위에 물이 고여 있다. 배를 누르면 통증이 있다.
- **맥박** : 가라앉고, 미약하다.
- **혀** : 담홍색이고, 부어 있으며, 백태가 끼어 있다.

적응증

여성을 위한 대표적인 한방약으로 체력이 떨어지고, 사지와 허리가 차고, 쉽게 피로를 느낄 때에 사용한다. 또한 빈혈, 위장이 약하며, 눈 주위에 거무스레하고 엷은 그림자가 생긴 사람에게도 좋다. 마른 체구에 피부가 하얗고, 살집이 물렁거리는 여성에게 빈혈이 있을 때 좋다.

이밖에 소변이 자주 마렵고 월경통, 월경불순, 현기증, 이명, 어깨 결림, 머리무거움증, 부종, 유산벽, 불임증, 혈맥증, 신장병, 저혈압, 임신중독증, 입덧, 권태감, 갱년기 장애, 방광염 등에 응용한다.

처.방.전.

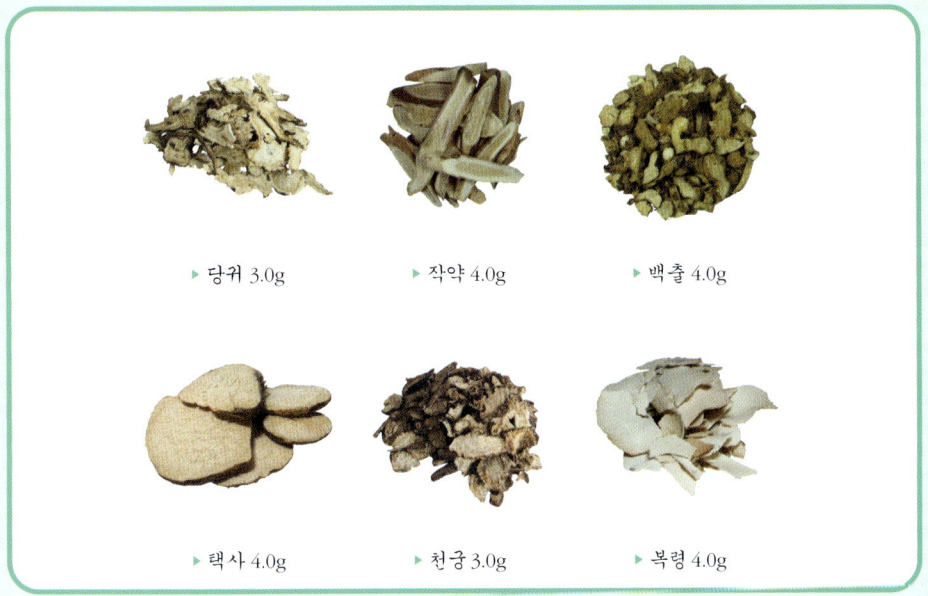

▶ 당귀 3.0g   ▶ 작약 4.0g   ▶ 백출 4.0g

▶ 택사 4.0g   ▶ 천궁 3.0g   ▶ 복령 4.0g

사용법

① 앞의 처방을 하루 분으로 달여 식전 또는 식간에 하루 3회로 나누어 복용한다.
② 복용할 때 약주나 정종을 약간 타서 마시기도 한다.

주의사항

사마귀가 있거나, 피부가 거친 사람에게는 의이인을 가미해서 사용한다.

처방해설

① 본 처방은 뇌기능을 회복시키는 효과가 있어 치매에 효과가 있다.
② 당귀와 작약은 보혈작용, 천궁은 활혈작용(活血作用)을 한다.
③ 당귀에는 약리학적으로 중추 억제, 진통, 혈압강하, 말초혈관확장, 혈액응고 억제, 항염증, 항알레르기, 면역부활, 항종양작용이 있다.
④ 작약에는 진정, 진경, 진통, 말초혈관확장, 항염증, 항알레르기, 면역부활, 위장운동 촉진, 항위궤양, 항균, BUN저하작용 등이 있다.

대승기탕 大承氣湯

증.세.

일반적인 증상

① 변비, 변이 딱딱하다.
② 소변색이 짙다.
③ 입이 마른다.
④ 불안, 흥분.
⑤ 고열, 오한이 아닌 발한.
⑥ 눈이 피로하다.
⑦ 헛소리.
⑧ 불면증.

- **복부** : 복벽은 전체적으로 힘이 있고, 배꼽을 중심으로 딱딱하고 긴장되어 있으며, 아랫배가 불러 오르고, 누르면 아프다.
- **맥박** : 가라앉아 있으나, 힘이 있다.
- **혀** : 붉으면서 건조하고, 황태가 낀다. 심할 때는 갈색의 설태가 끼고, 혓바늘이 생기기도 한다.

적응증

고열에 발한이 있어 고통스러우며, 배가 켕기면서 변비가 있는 사람의 구급약으로 사용하는 데에 가장 좋지만, 체격이 건실한 사람 또는 비만인 사람이 배가 딱딱하고, 심한 변비가 있을 때에도 응용된다.

이밖에 변비, 고혈압, 신경증, 식체, 파상풍, 어린이의 경기, 식중독, 천식, 오줌이 잘 나오지 않는 것, 치질, 월경불순, 두통, 치통, 편두통, 어깨 결림, 광증, 허리와 다리의 마비증, 급성폐렴, 유행성 감기, 이질, 곱똥, 마진, 뇌염 등에 사용한다.

처.방.전.

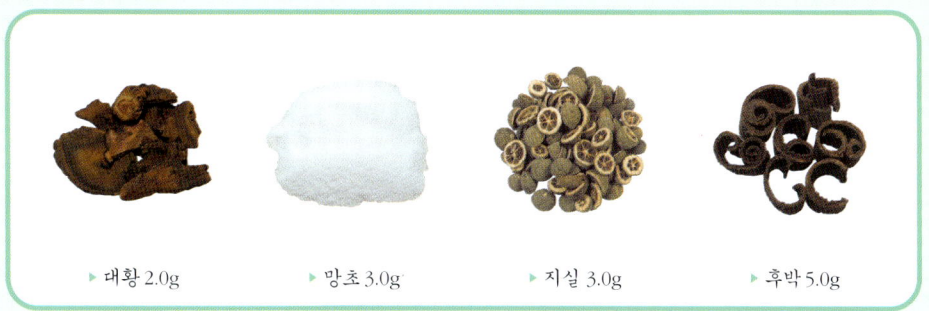

▶ 대황 2.0g   ▶ 망초 3.0g   ▶ 지실 3.0g   ▶ 후박 5.0g

사용법
① 본 처방에서 망초를 빼고 달인 뒤 마지막에 망초를 넣어 녹인다. 식전 또는 식간에 하루 2, 3회로 나누어 복용한다.
② 증세가 심할 때에는 한꺼번에 복용한다.

주의사항
요즘은 급성열병시 한방약을 복용하여 치료하는 경우가 매우 드물기 때문에 본 처방 역시 변비 치료제로 사용한다.

처방해설
① 대황은 소염, 사하작용으로 배변을 촉진한다.
② 망초는 수분을 유지해서 변을 부드럽게 해 준다.
③ 후박과 지실은 헛배가 불러 답답한 증상을 치료한다.
④ 본처방은 양증(陽證)의 구급약으로 열 때문에 괴로워하는 증상을 치료한다.

대시호탕 大柴胡湯

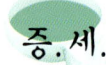 증.세.

일반적인 증상

① 윗배와 가슴이 켕기고 답답하다.
② 임포텐츠일 때가 있다.
③ 오심.
④ 입이 쓰다.
⑤ 초조함, 우울함.
⑥ 불면증.
⑦ 안면홍조.
⑧ 변비.
⑨ 고질적인 어깨 결림.
⑩ 입이 마른다.
⑪ 귀에서 소리가 난다.
⑫ 구토.
⑬ 화를 잘 낸다.
⑭ 눈의 충혈.
⑮ 두통, 머리무거움증.

- **복부** : 복벽에 힘이 있고, 명치에서 가슴 밑(갈비뼈의 끝부분)이 몹시 켕기며, 누르면 숨이 막힐 것만 같은 저항압통이 있다.
- **맥박** : 가라앉아 있지만, 힘이 강하다.

- 혀 : 혀의 색은 붉고, 건조한 황태가 낀다.

적응증

체격과 혈색이 좋고 목소리가 굵은 사람이 변비 기미가 있고, 윗배가 켕기고 답답하며, 귀에서 소리가 날 때 사용한다. 명치가 메이는 것 같고, 통증이 있으며, 입 안이 쓰고, 구토가 나며, 혀가 마르고 황태가 낄 때도 좋다. 이러한 증상은 대게 위장이 튼튼하고, 술을 좋아하며, 머리숱이 적은 사람에게 많다.

이밖에 고혈압, 비만, 뇌졸중, 변비, 간염, 담석, 천식, 담석증, 담낭염, 황달, 간기능장애, 뇌일혈, 두드러기, 위산과다증, 오심, 구토, 식욕부진, 치질, 당뇨병, 노이로제, 위장병, 신경쇠약, 임포텐츠, 반신불수, 불면증, 감기, 급성췌염, 신우염, 대장염, 늑막염, 중이염, 인두염, 자율신경실조증, 신경증, 신경성위염, 위·십이지장궤양, 원형탈모증, 고혈압에 수반되는 어깨 결림과 두통, 늑간신경통, 간경변증, 심부전, 협심증, 심근경색, 심장변막증, 폐기종, 기관지확장증, 폐결핵, 대장염, 신염, 위축신, 신결석, 간질, 결막염, 홍채염, 각막염, 치통, 비듬, 불임증 등에 널리 응용한다.

처.방.전.

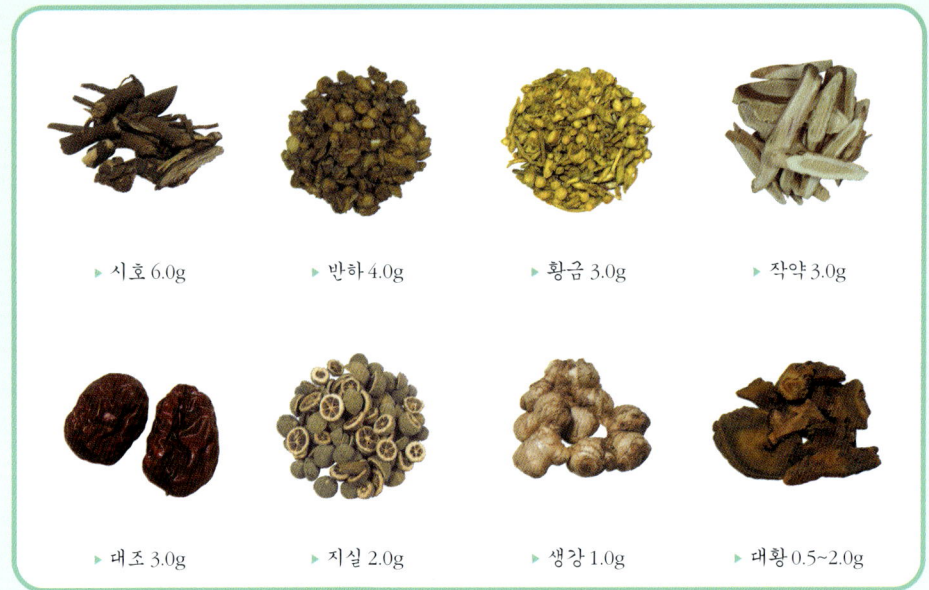

▶ 시호 6.0g   ▶ 반하 4.0g   ▶ 황금 3.0g   ▶ 작약 3.0g
▶ 대조 3.0g   ▶ 지실 2.0g   ▶ 생강 1.0g   ▶ 대황 0.5~2.0g

사용법
앞의 처방을 하루 분으로 달여 식전 또는 식간에 하루 2, 3회로 나누어 복용하며, 변비의 정도가 심할수록 대황을 많이 사용한다.

주의사항
허약자, 노인, 임산부, 위장이 약한 사람에게는 사용하지 않는 것이 좋다. 하지만 간혹 노인이 복용하는 경우도 있다.

처방해설
① 소시호탕(p.146)에서 인삼, 감초를 빼고 작약, 지실, 대황을 가미한 것이 본 처방이다.
② 시호와 황금은 청열제로서 소염, 해열, 진정, 항균작용이 있고, 흉협고만, 발열을 치료한다.
③ 지실은 기의 정체를 제거해서 소화를 돕고, 장관의 연동을 강화해서 가스를 배출하며, 작약과 협력해서 복통을 제거한다.

④ 대황은 변비를 치료한다.
⑤ 대조에는 진정, 완화작용이 있어 여러 약재의 효능을 조화롭게 한다.
⑥ 본 처방은 전체적으로 소염, 해열, 진경, 진정, 사하작용을 해서 소양병과 양명병의 합병을 치료하고 간울화, 위기상역을 진정시킨다.

● **오심(惡心)** 위가 허하거나 한, 습, 열, 담, 식체 따위가 있어서 가슴 속이 불쾌하고 울렁거리며 구역질이 나면서도 토하지 못하고 신물이 올라오는 증상.

대시호탕거대황

大柴胡湯
去大黃

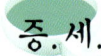 증.세.

일반적인 증상

① 윗배와 가슴이 켕기고 답답하다.

② 눈의 충혈.

③ 오심, 구토.

④ 입이 쓰다.

⑤ 초조함, 우울함.

⑥ 불면증.

⑦ 안면홍조.

⑧ 변비는 없다.

⑨ 고질적인 어깨 결림.

⑩ 입이 마른다.

⑪ 귀에서 소리가 난다.

⑫ 임포텐츠일 때가 있다.

⑬ 두통, 머리무거움증.

⑭ 화를 잘 낸다.

- **복부** : 복벽에 힘이 있고, 명치에서 가슴 밑(갈비뼈의 끝부분)이 몹시 켕기며, 누르면 숨이 막힐 것만 같은 저항압통이 있다. 헛배가 부르고, 복통이 있다.
- **맥박** : 가라앉아 있지만, 힘이 강하다.
- **혀** : 혀의 색은 붉고, 건조한 황태가 낀다.

적응증

체력이 좋은 사람이 어깨가 결리거나, 가슴이 답답하고, 혀에 황태가 끼고, 변비가 없는 경우에 사용한다. 또한 명치가 딱딱하고 켕기면서 가슴과 옆구리, 간장 등에 통증이나 압박감이 있는 증상에 복용하면 좋다.

　귀에서 소리가 나고, 어깨가 결리며, 피로감이 있고, 식욕이 감퇴하면서 변비가 없는 고혈압, 동맥경화, 위장병, 기관지 천식, 황달, 담석증, 담낭염, 불면증, 신경쇠약, 임포텐츠, 늑막염, 치질, 반신불수 등에 응용한다.

처.방.전.

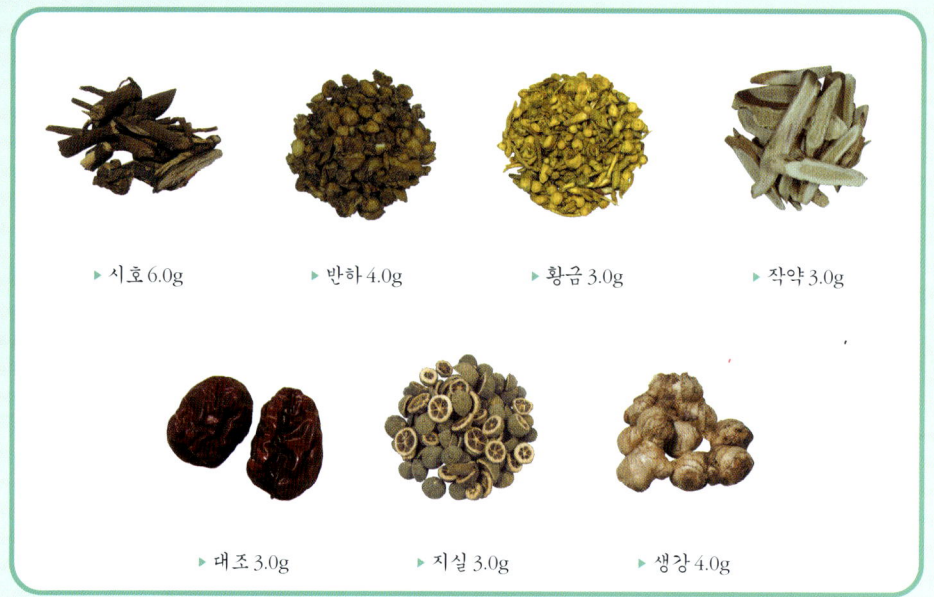

▶ 시호 6.0g ▶ 반하 4.0g ▶ 황금 3.0g ▶ 작약 3.0g
▶ 대조 3.0g ▶ 지실 3.0g ▶ 생강 4.0g

사용법
앞의 처방을 하루 분으로 달여 식전 또는 식간에 하루 2, 3회로 나누어 복용한다.

주의사항
대시호탕(p.80)을 사용하고 싶지만, 변비가 없는 경우에 사용할 수 있는 처방이다.

처방해설
① 사역산(p.136)에서 감초를 빼고 반하, 생강, 대조, 황금을 가미한 것이 본 처방이다.
② 중국의학에서는 본 처방이 소간해울, 사화(瀉火), 이기, 지경, 지통, 지구의 효과가 있다고 전해진다.
③ 시호와 작약은 자율신경의 조절, 진통, 진경작용을 한다.
④ 지실은 위장의 연동을 조절해서 헛배가 부른 것을 제거해 준다.
⑤ 황금은 소염, 진정작용이 있다.
⑥ 반하와 생강은 구역질을 진정시킨다.

⑦ 《상한론》에는 본 처방을 만들 때 대황이 들어 있지 않아, 후세의 사람이 부가한 것으로 생각된다.

■■■ 한방상식 1 ■■■

약재를 채취하는 방법

약초를 채취하는 시기는 대체로 음력 2월과 8월이다. 이때에 채취하는 이유는 다음과 같다. 이른 봄에는 뿌리에 있는 진액이 싹터 오르려고는 하나 아직 가지와 잎으로 퍼지지 않았고, 식물의 자라나려는 힘은 무성하기 때문이다. 그리고 가을에는 가지와 잎이 말라 약물이 되돌아 아래로 내려오기 때문이다. 많은 의서에도 봄에는 될수록 일찍 캐는 것이 좋고, 가을에는 될수록 늦게 캐는 것이 좋다고 기록되어 있다. 꽃·열매·줄기·잎은 각각 그것이 성숙해지는 시기에 따는 것이 좋다. 절기도 일찍 오고 늦게 오는 때가 있으므로, 반드시 음력 2월이나 8월에 국한되어 채취하지 않아도 된다.

대황감초탕
大黃甘草湯

증.세.

일반적인 증상

① 변비, 상습변비.

② 음식을 먹으면 토한다.

③ 복부가 팽만하지 않다.

- 복부 : 배의 힘은 중급 정도이며, 약한 편이다.
- 맥박 : 가라앉아 있지만, 약간 긴장되어 있다.
- 혀 : 약간 건조하고, 때로는 백태가 낀다.

적응증

변비, 특히 상습적인 변비에 널리 사용되는데, 변비만 있고 다른 증상은 없는 사람에게 좋다. 체력이나 체질 여하를 불문하고 널리 사용할 수 있으며, 먹으면 곧 토하거나 구역질이 나는 사람에게도 사용한다.

이밖에 위염, 위궤양, 위산과다증, 위아토니, 위확장, 복통 등에 응용한다.

쳐.방.전.

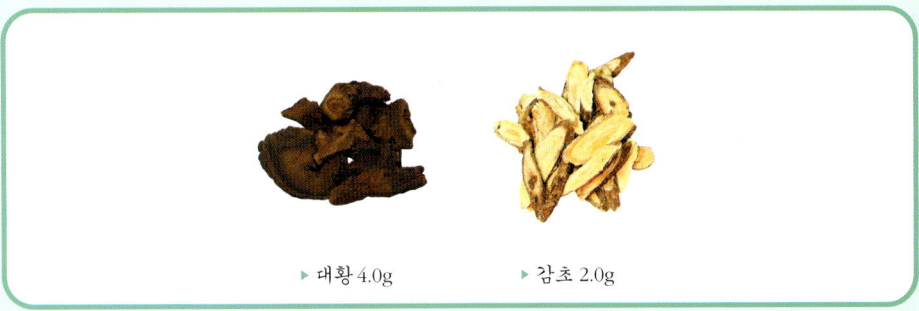

▶ 대황 4.0g   ▶ 감초 2.0g

사용법
① 앞의 처방을 하루 분으로 달여 식전 또는 식간에 하루 2, 3회로 나누어 복용한다.
② 증상이 심할 때에는 돈복하기도 한다.

주의사항
체력이 충실한 편인 사람이 복통, 복부팽만감을 수반하는 변비에는 조위승기탕(p.216)을 사용한다.

처방해설
① 대황은 대장에 직접 작용하는 완화제로서 소장에는 작용하지 않아, 소화흡수에는 영향을 미치지 않는다.
② 대황에 함유된 타닌은 수렴작용이 있어 단독으로 사용하면 크게 효과가 없다. 하지만 감초를 가미하면 대황으로 인한 경련성 동통을 완화시켜 주고, 심한 설사를 완화시켜주며, 대황으로 인한 이뇨효과로 장내의 수분이 적어져 하제로서 효과가 떨어지는 것을 방지해 준다.
③ 대황과 감초에는 소염, 항균작용이 있어 가벼운 장염에 효과가 있다.

대황목단피탕
大黃牧丹皮湯

증.세.

일반적인 증상

① 하복부의 긴장, 압통.

② 변비.

③ 월경통, 월경불순.

- **복부** : 복벽은 비교적 힘이 있고, 특히 오른쪽 하복부에 저항압통이 있다.
- **맥박** : 긴장되어 있고, 자주 띈다.
- **혀** : 혀의 색은 붉고, 건조한 황태가 낀다.

적응증

맹장염의 특효약으로 유명하다. 비교적 체력이 있는 사람이 하반신, 특히 하복부에 염증이나 화농이 있고 종창, 동통, 발열, 변비 등이 있을 때 사용한다. 피부는 자색, 암적색을 띠고, 맹장부에 압통이나 숙변이 있고, 대변은 딱딱하며, 울혈 또는 출혈의 경향이 있는 상습변비, 동맥경화, 월경불순으로 인한 여러 종류의 장애가 있을 때 좋다.

이밖에 갱년기 장애, 습진, 두드러기, 여드름, 월경통, 치질, 종기, 방광염, 충수염, 항문주위염, 직장염, 궤양성대장염, 자궁 및 그 부속기의 염증, 골반복막염, 부고환염, 전립선염 등에 쓴다.

처.방.전.

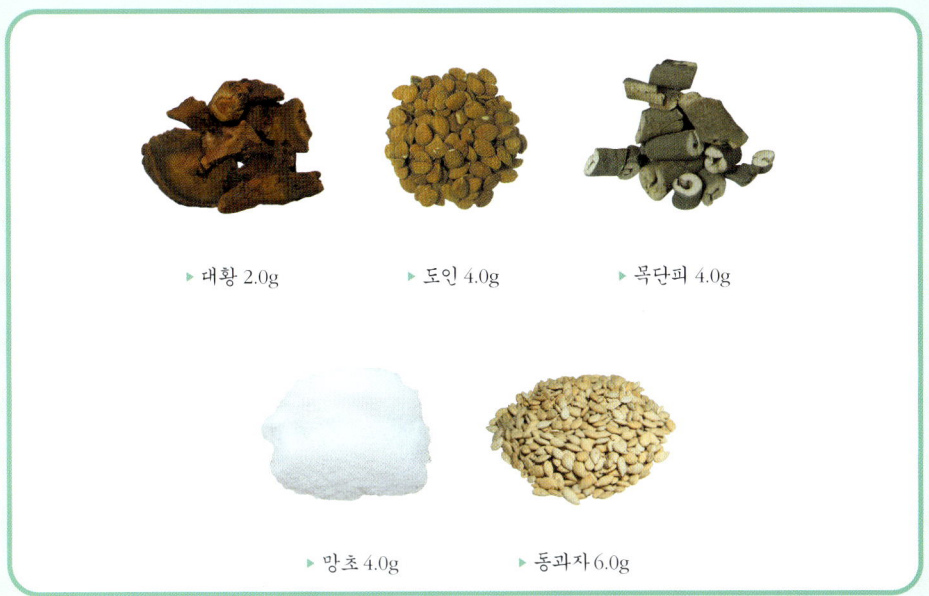

▶ 대황 2.0g   ▶ 도인 4.0g   ▶ 목단피 4.0g

▶ 망초 4.0g   ▶ 동과자 6.0g

사용법
앞의 처방에서 망초를 빼고 달여 짠 다음 거기에 망초를 넣고 식전 또는 시간에 하루 2, 3회로 나누어 복용한다.

주의사항
체력이 매우 약하거나, 설사 또는 묽은 변이 있는 사람, 노인, 임산부에게는 신중하게 사용해야 한다.

처방해설
① 대황과 망초는 설사를 촉진하는 작용이 있어 연동을 촉진하고, 장내의 분변을 제거해서 독소의 흡수를 방지한다.
② 목단피와 도인은 염증을 제거하고, 피의 흐름을 촉진시킨다.
③ 동과자는 소염, 이뇨, 배농작용이 있다.

도인승기탕

桃仁承氣湯

증.세.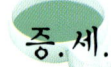

일반적인 증상

① 두통.

② 현기증, 이명.

③ 동계, 흥분.

④ 허리와 발이 차고, 아프다.

⑤ 어깨 결림.

⑥ 부종.

⑦ 월경통, 월경불순.

⑧ 변비.

⑨ 구토.

⑩ 소변의 양 감소, 혈뇨.

⑪ 코피.

⑫ 안저출혈.

⑬ 하혈, 부정성기출혈(냉증상), 자궁출혈.

⑭ 건망증.

⑮ 불면증.

- **복부** : 복벽은 전체적으로 긴장되어 있고, 왼쪽 하복부에 딱딱하고 꼬인 듯한 이물이 만져지며, 누르면 아프다.

- **맥박** : 긴장하고 힘이 있으며 떠 있거나, 가라앉아 있다.

- 혀 : 홍색 또는 암자색이고, 황태가 낀다.

적응증

체격과 체력이 좋고, 근육질인 사람이 변비, 상기증이 있으며, 혈맥증으로 두통, 현기증, 불면, 흥분, 불안 등의 정신 증상, 발과 허리가 차고, 월경불순, 월경곤란이 있으며, 왼쪽 하복부에 특이한 복통, 경결(硬結)이 있을 때에 사용한다. 또한 부인과 질환, 상습변비, 고혈압, 정신신경 질환, 피부병에 응용한다.

  이밖에 고혈압의 증상(두통, 현기, 어깨 결림), 동맥경화, 치핵, 갱년기 장애, 여드름, 기미, 습진, 대하, 좌골신경통, 히스테리, 조병, 정신분열증, 불임증, 골반내울혈 증후군, 자율신경실조증, 자궁내막염, 산후의 오로정체(惡露停滯), 골반내혈종, 외치핵, 하퇴정맥류, 타박, 피하출혈, 목디스크, 염좌(삔 것), 회음부 타박으로 인한 요폐(尿閉), 치통 등에 쓴다.

처.방.전.

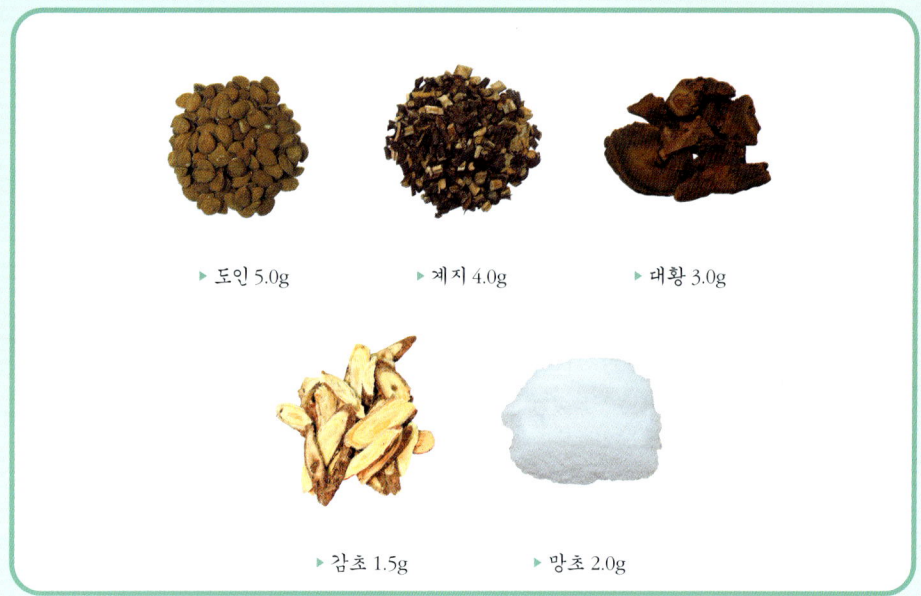

▶ 도인 5.0g　　▶ 계지 4.0g　　▶ 대황 3.0g

▶ 감초 1.5g　　▶ 망초 2.0g

사용법
앞의 처방을 하루 분으로 해서 먼저 망초를 빼고 달여 짠 다음 여기에 망초를 넣고 섞은 뒤 식전 또는 식후에 하루 2, 3회로 나누어 복용한다.

주의사항
① 몸이 허약하고 설사를 자주하는 사람, 임산부, 고령자는 신중하게 사용해야 한다.
② 본 처방의 적응증보다 증상이 가볍고 왼쪽 하복부에 압통이 있으면 계지복령환(p.58)을 사용한다.
③ 하복부에 염증, 충혈이 있고, 오른쪽 하복부에 압통, 딱딱한 덩어리가 있는 증상이 가벼우면 장옹탕(p.212)을 사용한다.

처방해설
① 아랫배가 똘똘 뭉치는 것처럼 꼬이고 당기는 통증이 있고, 냉으로 인한 상기증이 있으면 이 약을 사용할 수 있다.

② 냉으로 인한 상기증, 변비가 있는 어혈® 체질에는 본 처방을 사용한다.
③ 도인은 피의 흐름을 원활하게 하고, 어혈을 제거한다.
④ 대황과 망초는 사하작용이 있어 염증을 제거한다.
⑤ 감초는 완화작용을 하고, 급박한 증상을 치료하는 데 좋다.

● **어혈(瘀血)** 주로 부인과 질환, 출혈성 질환 등에 일어나 정맥계의 울혈, 출혈과 관련이 있는 증후군 또는 타박, 염좌 등으로 인한 내출혈, 울혈, 전신의 출혈 경향, 월경곤란, 불임증, 구건(입은 마르지만 물은 마시고 싶지 않다), 손발의 번열, 자반, 거친 피부, 하복부의 압통, 경결을 어혈이라 부른다.

마행감석탕
麻杏甘石湯

증.세.

일반적인 증상

① 천식, 천명, 호흡곤란, 발작시에 발한.

② 기침.

③ 구갈.

④ 기침이 심하다.

⑤ 얼굴이 붓는다.

⑥ 위장이 튼튼하다.

⑦ 열과 오한은 없다.

- **복부** : 일정하지 않다. 때로는 복직근 상부에 긴장감이 있다.
- **맥박** : 매끄럽게 자주 뛴다.
- **혀** : 황태가 낀다.

적응증

주로 어린이 천식, 기관지 천식에 사용한다. 기침이 심하고 발작 시에는 머리에서 땀이 흐르고, 가슴에서 가래 끓는 소리가 나는 경우나 인후가 건조한 기관지염에도 좋다.

이밖에 치질, 고환염, 백일해, 폐렴, 감기 등에 응용한다.

처.방.전.

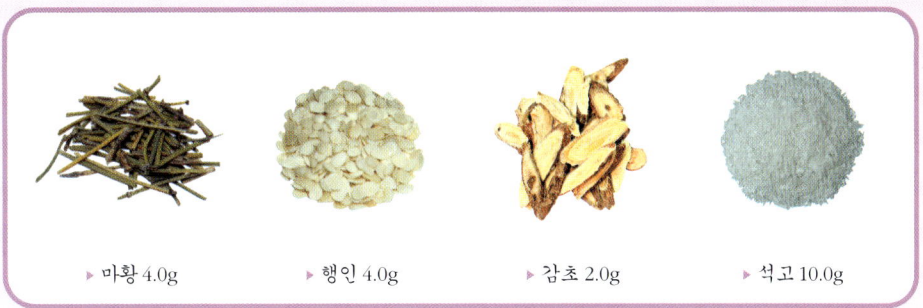

▶ 마황 4.0g   ▶ 행인 4.0g   ▶ 감초 2.0g   ▶ 석고 10.0g

사용법
① 앞의 처방을 하루 분으로 달여 식전 또는 식간에 하루 2, 3회 나누어 복용한다.
② 발작 시에는 돈복하기도 하고, 장기적으로 사용하기도 한다.

주의사항
체력이 현저하게 쇠약하거나 협심증, 심근경색이 있는 사람은 신중하게 사용하는데, 어린이에게는 걱정하지 않고 사용해도 된다.

처방해설
① 마황과 계지는 발한을 시켜서 체표의 열을 제거한다.
② 마황과 석고는 땀을 멈추게 하는데, 특히 석고는 체내의 열을 제거한다.
③ 마황과 행인은 상반신의 수분 정체를 제거하고, 기침와 천식을 억제한다.
④ 석고는 열을 내리고, 구갈을 치료하며, 땀을 멈추게 하는 효과가 있다.
⑤ 감초는 다른 약재의 효능을 조화롭게 하고, 천식을 치료한다.

● 천명(喘鳴) 가래가 끼어 목에서 나는 소리. 기도가 협착되었거나 폐색되었을 때 들리며, 대개 호흡 곤란을 수반한다.

마행의감탕
麻杏薏甘湯

증.세.

일반적인 증상

① 관절에 종장, 가벼운 동통.

② 근육통.

③ 발한.

④ 미열, 밤이 되면 열이 더 오른다.

⑤ 피부건조.

⑥ 부종.

⑦ 천식.

- 복부 : 일정하지 않다.
- 맥박 : 떠 있다.
- 혀 : 백태가 낀다.

적응증

냉으로 인한 관절통, 근육통이 만성화 되었을 때 사용한다. 머리에 비듬이 많아지고, 피부가 거칠어지며, 신경통, 관절염 증세가 있을 때 좋다.

이밖에 관절통, 신경통, 근육통, 수장각화증, 좌골신경통, 임신신*, 신염, 동상, 습진 등에 좋다.

처.방.전.

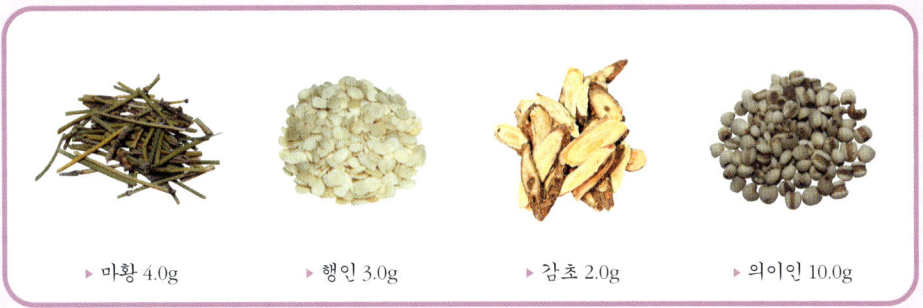

▶ 마황 4.0g   ▶ 행인 3.0g   ▶ 감초 2.0g   ▶ 의이인 10.0g

사용법
앞의 처방을 하루 분으로 달여 식전 또는 식간에 하루 2, 3회로 나누어 복용한다.

주의사항
① 급성 관절통에 하지부종이 있고, 맥이 떠 있는 사람에게는 월비가출탕(p.186)을 사용한다.
② 관절 증상이 한층 현저하고, 만성화된 사람에게는 의이인탕(p.194)이 효과적이다.

처방해설
① 본 처방은 마행감석탕(p.96)의 석고를 의이인으로 바꾼 것으로 '마행이감탕' 이라고도 한다.
② 마황은 발한, 해열, 이뇨작용이 있다.
③ 행인은 마황을 도와 상반신의 수분을 제거해서 천식을 치료한다.
④ 의이인은 근육의 경련을 완화시켜 주고, 감초와 함께 통증을 제거한다. 또한 이뇨작용으로 부종을 제거하고, 피부에 윤기를 주어 미용에 좋다.

● **임신신(姙娠腎)** 임신 중에 생기는 부종.

마황부자세신탕

麻黃附子細辛湯

증.세.

일반적인 증상

① 오한, 미열.

② 전신권태, 기운이 없어 누워 있다.

③ 두통, 머리가 무겁다.

④ 기침, 콧물, 묽은 가래, 목젖이 아프다.

⑤ 땀이 나지 않는다.

⑥ 안색이 나쁘다, 식욕부진.

⑦ 온몸이 쑤시고, 아프다.

⑧ 냉증.

⑨ 머리가 찬 것이 싫다.

⑩ 부종.

- **복부** : 배의 힘은 다소 약하다.
- **맥박** : 가라앉고, 가늘며, 힘이 없다.
- **혀** : 담백하고, 백태가 낀다.

적응증

노인이나 허약자가 병후, 과로 등으로 감기기운이 있어 한기가 심하고, 미열이 있으며, 나른하고, 무기력해서 앉아 있기가 힘들고, 목이 아플 때 사용한다.

이밖에 기침, 묽은 가래, 콧물이 나오는 경우에 사용한다.

처.방.전.

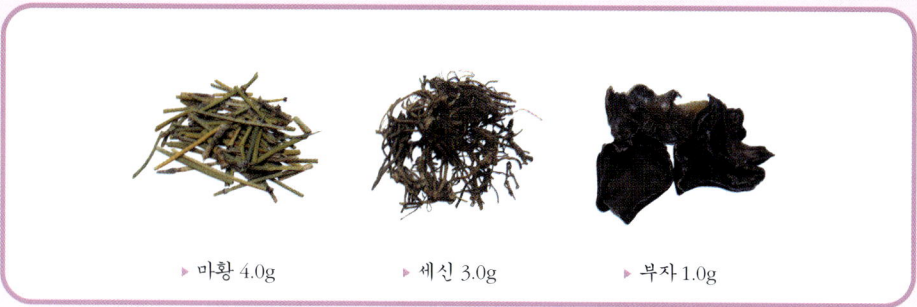

▶ 마황 4.0g   ▶ 세신 3.0g   ▶ 부자 1.0g

사용법
① 앞의 처방을 하루 분으로 달여 식전 또는 식간에 하루 2, 3회 나누어 복용한다.
② 복용할 때에는 반드시 약을 차게 식혀서 마신다.

주의사항
① 체력이 좋고 열이 있는 사람, 위장이 허약한 사람, 임신부, 협심증, 심근경색이 있는 사람은 신중하게 사용해야 한다.
② 때로는 불면, 발한과다, 빈맥, 동계, 오심, 구토, 상기증, 발진, 식욕부진, 혀가 굳는 등 부작용이 나타나는 경우가 있다.
② 노인 또는 허약자의 만성병에는 본 처방과 계지탕(p.66)을 합방해서 사용할 수도 있다.

처방해설
① 마황과 세신은 해열, 거담, 진해 효과가 있어 발한, 인후통을 치료한다.
② 부자는 강심작용이 있어 피의 흐름을 촉진하고, 냉증과 통증을 제거해서 신진대사를 활발하게 해준다.

마황탕

麻黃湯

증.세.

일반적인 증상

① 발열, 오한.

② 두통.

③ 관절통, 요통, 근육통.

④ 기침, 천명.

⑤ 코피, 콧물, 코가 막힌다(아이가 코가 막혀 젖을 빨 때 힘들어한다).

⑥ 발진.

⑦ 구갈이 없다.

⑧ 자연발한이 없다.

- 복부 : 일정하지 않다.

- 맥박 : 떠 있고 긴장되어 있다. 열이 있으면 빠르게 자주 뛴다.

- 혀 : 엷은 백태가 낀다.

적응증

감기의 초기에 오한이 나고, 열이 나며, 두통이 있고, 몸 마디마디가 쑤시거나 허리가 아프고, 땀이 나지 않는 사람에게 사용한다.

 이밖에 감기, 유행성 감기, 열성질환의 초기, 아이의 코막힘, 야뇨증, 류머티즘, 피부병, 기관지 천식, 알레르기성 비염, 야뇨증, 마진, 장티푸스, 폐렴, 젖의 분비가 부족한 것, 급가사*, 난산 등에 좋다.

처.방.전.

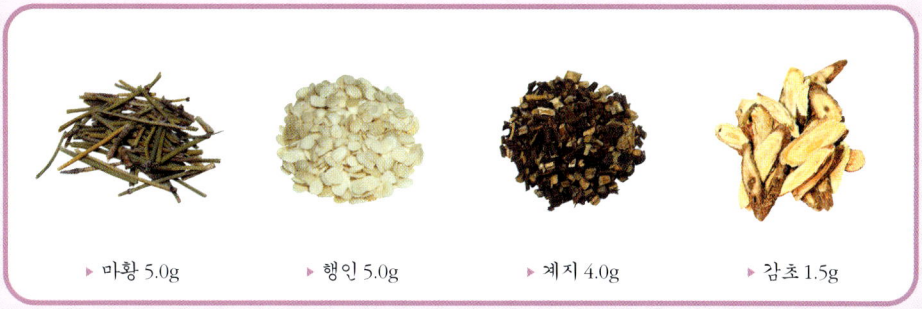

▶ 마황 5.0g　　▶ 행인 5.0g　　▶ 계지 4.0g　　▶ 감초 1.5g

사용법
앞의 처방을 하루 분으로 달여 식전 또는 식간에 하루 2, 3회로 나누어 복용한다.

주의사항
땀이 많이 나거나, 체력이 쇠약한 경우, 위장이 약한 사람에게는 신중하게 사용한다.

처방해설
① 본 처방은 졸사(卒死)에서 구명(救命)한다는 뜻으로 '환혼탕(還魂湯)'이라고도 부른다.
② 5살 정도의 어린이 야뇨증에 효과가 탁월하다.
③ 마황과 계지는 발한작용이 있는 데, 서로 협력하여 발한작용을 더욱 증강시킨다.
④ 행인은 진해, 거담작용이 있다.
⑤ 감초는 모든 약재의 효능을 조화시킨다.

● **가사(假死)** 생리적 기능이 약화되어 죽은 것처럼 보이는 상태. 정신을 잃고 호흡과 맥박이 거의 멎은 상태이나, 동공 반사만은 유지되므로 죽은 것이 아니며 인공호흡으로 살려 낼 수 있다.

맥문동탕

麥文冬湯

증.세.

일반적인 증상

① 헛기침.
② 목이 건조하고, 칼칼하다.
③ 목소리가 쉰다.
④ 가래, 기침.
⑤ 피로.
⑥ 체력이 없고, 피부가 거칠다.
⑦ 상기증.
⑧ 입과 목이 마른다.
⑨ 발열, 설사는 없다.
⑩ 숨이 차다.

- **복부** : 일정하지 않다.
- **맥박** : 가늘고, 자주 뛴다.
- **혀** : 붉고 건조하며, 설태는 적다.

적응증

가래가 끈끈해서 끊어지지 않으며, 기침이 심하거나 헛기침이 나는 경우, 구토를 하거나 목이 마르고 초조하며, 목소리가 잘 쉬는 사람에게 사용한다. 심한 기침으로 얼굴이 붉어지고, 때로는 가래에 피가 묻어나오는 경우 혹은 상기증으로 목이 마르고, 간질거리는 가슴 질환의 기침에도 좋다.

이밖에 기관지염, 기관지 천식, 임신기침, 백일해, 사성, 인두염, 폐렴의 해열 뒤의 기침, 재채기, 기관지확장증, 폐결핵, 당뇨병, 위염 등에 응용한다.

처.방.전.

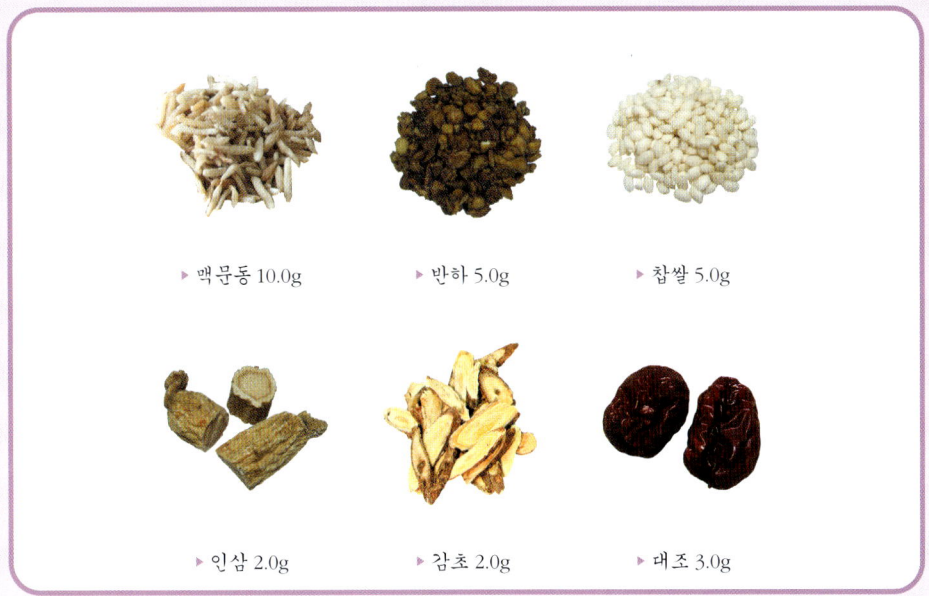

▶ 맥문동 10.0g　▶ 반하 5.0g　▶ 찹쌀 5.0g
▶ 인삼 2.0g　▶ 감초 2.0g　▶ 대조 3.0g

사용법
앞의 처방을 하루 분으로 달여 식전 또는 식간에 하루 2, 3회로 나누어 복용한다.

주의사항
① 임산부나 노인에게 사용해도 된다.
② 발열, 설사, 묽은 가래가 있는 경우에는 사용하지 않는다.

처방해설
① 맥문동은 점막을 자윤하고, 영양을 골고루 보급하며, 진해, 거담, 소염작용을 한다.
② 인삼과 감초는 전신의 기능을 높이고, 체액을 유지해서 점막을 자윤하고, 가래를 제거한다.
③ 반하는 점막의 자극으로 인한 기침을 멈추게 하고, 오심과 구토를 치료한다.
④ 대조와 찹쌀은 영양분을 공급하고, 체액을 자윤해준다.

목방기탕

木防己湯

증.세.

일반적인 증상

① 동계.

② 호흡곤란.

③ 부종.

④ 소변의 양 감소.

⑤ 안색이 창백하다.

⑥ 구갈.

⑦ 증세가 심할 때에는 옆으로 눕지 못하고 앉아서 호흡한다.

- 복부 : 명치 부위가 메이고, 딱딱하다.
- 맥박 : 가라앉고, 긴장되어 있다.
- 혀 : 황태가 끼고, 건조하다.

적응증

심부전이나 심장천식에 탁월한 효과가 있다. 그렁그렁 가래가 끓어 숨이 가쁘고, 호흡곤란과 부종이 있고, 명치부위가 메이고 딱딱하며, 안색이 검푸르고, 구갈이 나타날 때 사용한다.

   심장 아래 부분에 긴장감 또는 중압감이 있는 심장 혹은 신장에 기인되는 질환, 부종, 심내막염, 심장변막증, 만성신염, 네프로제, 울혈성심부전, 폐수종, 흉수, 기관지 천식, 각기 등에 좋다.

처.방.전.

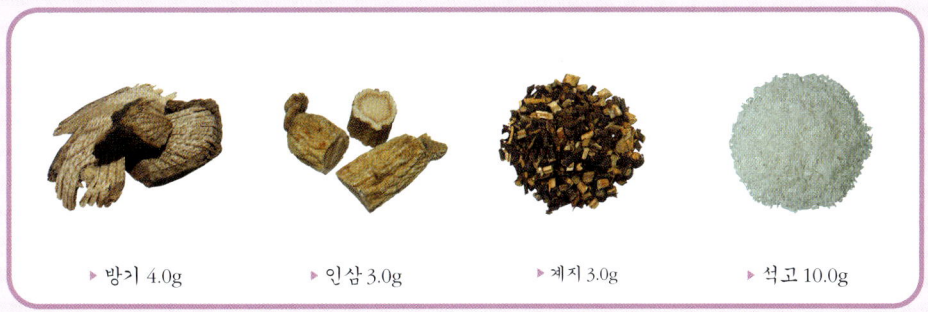

▶ 방기 4.0g   ▶ 인삼 3.0g   ▶ 계지 3.0g   ▶ 석고 10.0g

사용법
앞의 처방을 하루 분으로 달여 식전 또는 식간에 하루 2, 3회로 나누어 복용한다.

주의사항 및 처방해설
① 본 처방은 이뇨작용을 중심으로 소염, 진정, 강심작용을 추가한 것이다.
② 방기는 이뇨작용으로 수종을 제거하고, 소염작용을 한다.
③ 계지는 피의 흐름을 촉진시키고, 가벼운 강심작용을 한다.
④ 석고는 이뇨, 소염작용이 있고, 구갈도 치료한다.
⑤ 인삼은 전신을 강화하고, 체력을 증강한다.

반하사심탕

증. 세.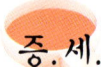

일반적인 증상

① 불면증.

② 배에서 꾸르륵거리는 소리가 난다.

③ 배에 가스가 차서 소리가 난다.

④ 오심, 구토, 트림이 자주 나오는데, 명치를 누르면 증상이 더 심해진다.

⑤ 식욕부진.

⑥ 잦은 재채기.

⑦ 설사.

⑧ 입냄새.

⑨ 입덧.

⑩ 동계.

- **복부** : 명치가 메이는 것 같고, 저항감은 있으나, 복통이나 계륵부에 저항압통이 없다. 배를 만지면 가끔 차갑고, 명치를 두들기면 꿀렁거리는 소리가 들린다.
- **맥박** : 매끄럽게 뛴다.
- **혀** : 축축하며, 백태나 황태가 낀다.

적응증

오심, 구토, 설사에 탁월한 효과가 있다. 명치가 메이는 것 같고, 배에서 꾸르륵거리는 소리가 나면서 설사, 식욕부진, 구역질, 트림을 자주하며, 입에서 악취가 나는 것에 사용한다.

이밖 위하수, 위장장애, 입덧, 숙취, 소화불량, 위하수, 숙취, 트림, 신물, 구내염, 신경증, 입덧, 위·십이지장궤양의 초기, 또는 입덧, 위장신경증, 위산과다, 불면증, 입냄새, 신경성구토, 심장신경증, 과민성장증후군, 위염, 장염, 만성간염 등에 좋다.

처.방.전.

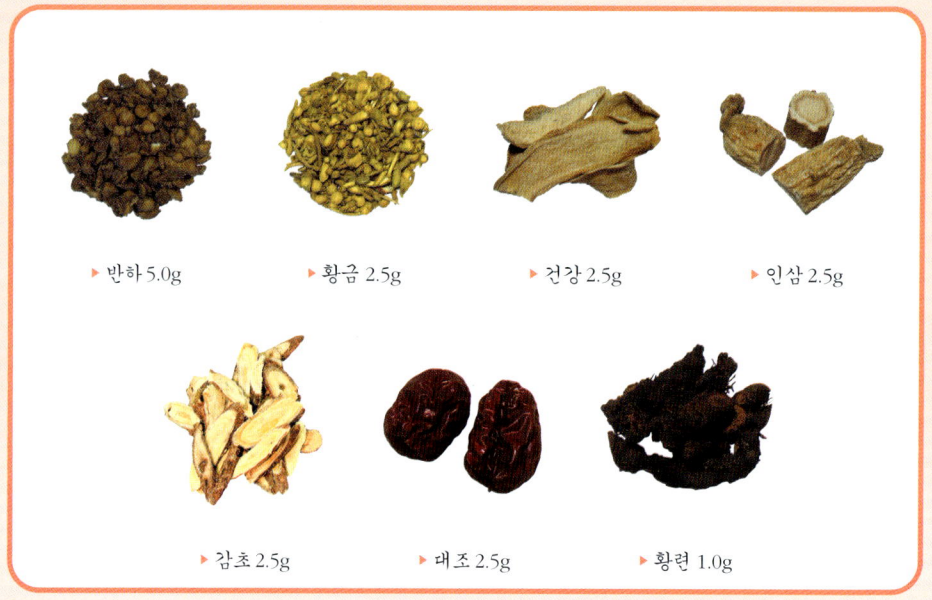

▶ 반하 5.0g ▶ 황금 2.5g ▶ 건강 2.5g ▶ 인삼 2.5g
▶ 감초 2.5g ▶ 대조 2.5g ▶ 황련 1.0g

사용법

앞의 처방을 하루 분으로 달여 식전 또는 식간에 하루 2, 3회로 나누어 복용한다.

주의사항

① 본처방은 복통과 심한 설사를 할 경우 사용하지 못한다. 복통이 심한 경우에는 시호계지탕(p.66), 계지가작약탕(p.52)을 사용한다.
② 식후에 배에서 소리가 나고 설사에 복통이 있는 경우에는 평위산(p.232)을 사용한다.
③ 본처방에 감초 1.0g을 가미하면 감초사심탕이 된다. 본 처방과 같은 증상이 있으며 정신 불안, 초조감, 불면 등의 신경질 증상이 심할 경우에 사용한다.
④ 본처방에서 황금을 계지로 바꾼 것을 황련탕(p.238)이라고 한다. 위를 따뜻하게 하고, 통증을 멈추게 하는 효과가 있는 계지를 가미해서 통증이 심한 경우에 사용한다.

처방해설

① 황련과 황금은 가슴 아래의 열을 내려준다. 황련은 심하에서 하향으로 작용해서 번조를 치료하고, 황금은 심하에서 상향으로 작용해서 혈열이나 혈변을 치료한다.

② 반하와 건강은 기를 순환시켜 위 내의 물이 잘 빠져나가게 하고, 연동운동을 조정해서 구역질을 멈추게 한다.

③ 인삼, 대조, 감초는 쇠약해진 위장 기능을 회복하게 하고, 여러 약재의 효능을 조화롭게 한다.

■■■ 한방상식 2 ■■■

약재를 말리는 방법

폭건(暴乾)이라는 것은 햇볕에 쪼여 말리는 것이고, 음건(陰乾)이라는 것은 볕에 쪼이지 않고 그늘에서 말리는 것이다. 요즘 보면 약을 채취하여 그늘에서 말려 나빠지게 하는 경우가 많다. 녹용을 그늘에서 말린다고 하면서 모두 상하게 하는 경우도 있다. 약재를 불에 말리는 경우도 있는데, 이렇게 하면 쉽게 마르고 약효도 좋다. 풀이나 나무의 뿌리와 싹도 그늘에서 말리면 나쁘다. 음력 9월 이전에 캔 것은 다 햇볕에 말리는 것이 좋고, 10월 이후에 캔 것은 다 그늘에서 말리는 것이 좋다.

반하후박탕

증.세.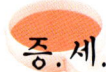

일반적인 증상

① 정신 불안.

② 인두부의 이물감, 무엇인가 걸려 있는 느낌이 든다.

③ 침울한 기분으로 인한 불면증.

④ 두통.

⑤ 호흡곤란, 천식.

⑥ 현기증.

⑦ 소변의 양이 줄어든다.

⑧ 부종(안면, 팔, 다리를 누르면 자국이 오래간다).

⑨ 의심이 많이 생긴다.

⑩ 동계.

⑪ 흉통(가슴앓이).

⑫ 구역질, 구토.

⑬ 기침.

⑭ 식욕이 없다.

- **복부** : 복벽은 약간 연약하고, 명치에 가벼운 물소리가 난다. 명치에 원형으로 약간 불러오는 것이 보인다.
- **맥박** : 가라앉고 약하다.
- **혀** : 설태는 엷고 희며 습윤하다.

적응증

한방에서 사용되는 대표적인 정신안정제이다. 평소에 위장이 약하고, 냉증으로 피로하기 쉬운 허약한 체질의 사람이 침울하고 불안해하며, 목에 무엇인가가 걸려 있는 것처럼 느끼고, 자주 신경질을 낼 때 사용한다.

이밖에 부종, 기울증, 신경증, 천식, 입덧, 쉰목소리, 기관지염, 기침발작, 기관지 천식, 심장천식, 신경증, 신경쇠약, 공포증, 갱년기신경증, 부종, 신경성두통, 백일해, 위신경증, 신경성인두염, 노이로제, 심장신경증, 울병, 히스테리, 구토, 성대부종, 후두염, 위염 등에 좋다.

처.방.전.

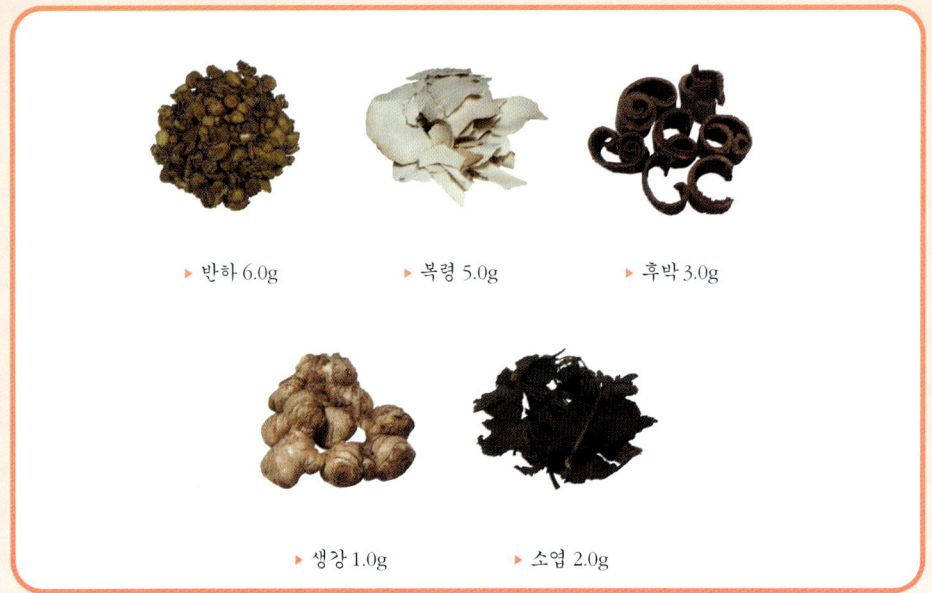

▶ 반하 6.0g   ▶ 복령 5.0g   ▶ 후박 3.0g

▶ 생강 1.0g   ▶ 소엽 2.0g

사용법
앞의 처방을 하루 분으로 달여 식전 또는 식간에 하루 2, 3회로 나누어 복용한다.

주의사항
① 본 처방은 천식에 흔히 사용하는 데 기침이 나는 경우에도 사용할 수 있다.
② 묽은 가래가 많이 나오고, 신경이 과민한 사람에게는 소청룡탕(p.150)과 병용하기도 한다.
③ 자극성인 끈끈한 가래가 끊어지지 않는 사람의 기침에는 맥문동탕(p.104)과 병용한다.
④ 체력이 좋은 사람의 천식에는 대시호탕(p.80)과 본 처방을 병용한다.

처방해설
① 반하와 복령은 위내정수를 제거해서 오심, 구토를 치료한다.
② 소엽은 기분을 좋게 해주고, 위장의 기능을 왕성하게 해 준다.
③ 생강은 반하의 독성을 완화하고, 반하, 복령과 협력해서 그 효력을 도와 위장의 기능이 왕성해지게 하여 위내정수를 치료하고, 담음으로 인한 위기, 담습으로 인한 폐기

의 상역을 낮게 한다.
④ 후박은 근육의 긴장, 경련을 완화해서 복만을 치료하고, 기의 울체를 열어준다.

■■■ 한방상식 3 ■■■

오래 두었다가 쓰면 좋은 6가지 약초
낭독·지실·귤피·반하·마황·오수유는 6진(六陳)이라고 하는데, 모두 오랫동안 두었다가 쓰는 것이 좋다. 6진 외에 형개와 지각도 오래 두었던 것을 쓰는 것이 좋다. 그 밖의 약은 햇 것이 좋다.

방기황기탕

防己黃耆湯

증.세.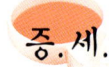

일반적인 증상

① 몸이 무겁다.

② 피로.

③ 피부가 축축하다.

④ 땀이 많다.

⑤ 부종.

⑥ 관절의 종장, 동통 특히 하지의 관절에 많다.

⑦ 소변의 양이 적다.

⑧ 가벼운 구갈.

⑨ 숨이 찬다.

⑩ 기운이 없다.

⑪ 어깨 결림.

⑫ 발이 차다.

⑬ 아랫배와 다리가 잘 붓는다.

- **복부** : 복벽은 팽만하고 아랫배가 붓는 경우가 많다. 특별한 압통이나 경결은 없다.
- **맥박** : 긴장감이 없고 떠있으며, 느리고 부드럽다.
- **혀** : 담백하고 축축하며, 백태가 낀다.

적응증

피부가 물렁물렁하고, 흰 사람이 피로를 잘 느끼고, 땀을 많이 흘리며, 잘 부을 때 사용하는 데, 체질적으로 비만인 경우가 많다.

  이밖에 비만, 다한증, 하지의 관절염, 신염, 네프로제, 임신신, 음낭수종, 관절염, 근염, 부종, 피부병, 월경불순, 관절 류머티즘, 두드러기, 겨드랑이 냄새, 무릎관절염, 발목관절염, 심장성부종, 급·만성신염 등에 사용한다.

처.방.전.

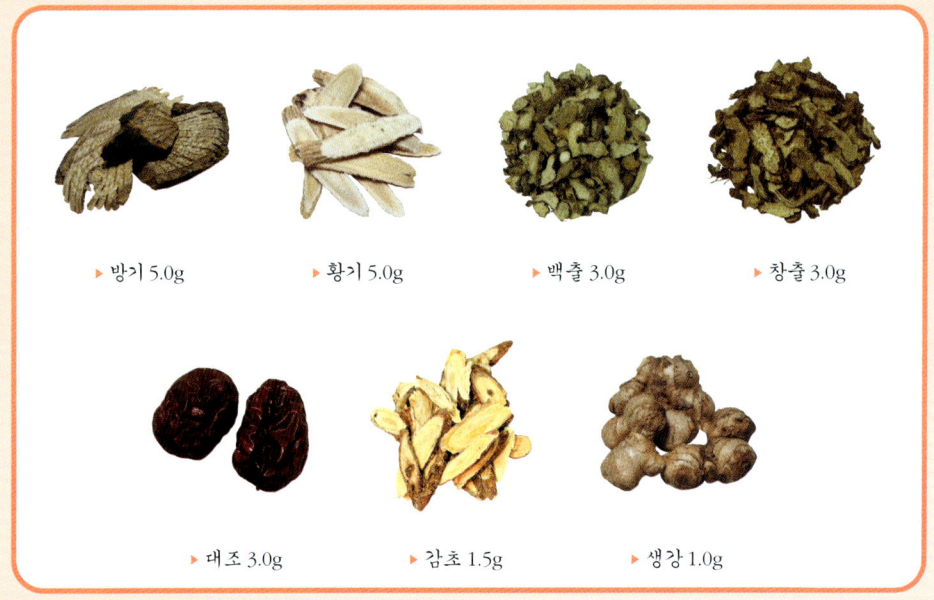

▶ 방기 5.0g　　▶ 황기 5.0g　　▶ 백출 3.0g　　▶ 창출 3.0g

▶ 대조 3.0g　　▶ 감초 1.5g　　▶ 생강 1.0g

사용법
앞의 처방을 하루 분으로 달여 식전 또는 식간에 하루 2, 3회로 나누어 복용한다.

주의사항
① 본 처방은 암내에도 사용하는데, 더위로 인해서 흘리는 땀이 아닌 신경을 많이 써서 흘리는 땀으로 인해 겨드랑이가 자주 젖을 때 본 처방을 사용한다.
② 단단한 체격으로 변비가 있고 명치, 갈비뼈 아래 부위에 저항압통이 있으며, 어깨가 결리거나 초조한 사람에게는 대시호탕(p.80)을 사용한다.
③ 부종, 관절의 종장, 소변의 양 감소, 자연발한이 있고 본 처방과 증상은 비슷하지만, 몸에 근육이 있으면서 비교적 체력이 있는 사람이 구갈이 심하고, 소변의 양이 현저하게 줄어들 때에는 월비가출탕(p.186)을 사용한다.
④ 운동부족으로 인해 비만이 된 중년여성은 본 처방을 사용하면 좋다. 이때 당귀작약산(p.76)을 병용하면 더욱 좋은 효과를 얻을 수가 있다.

처방해설

① 방기는 이수효과가 있어 부종을 제거하고, 진통, 소염, 해열, 근육지완작용이 있어 관절의 통증을 치료한다.
② 황기는 피의 흐름을 촉진해서 자연발한을 막고, 마비증상을 치료하며, 부종을 제거한다.
③ 백출과 창출은 이뇨, 진정작용으로 부종과 관절통을 제거한다.
④ 대조와 감초는 소화흡수작용을 강화해서 모든 약재의 효능을 조화시킨다.
⑤ 생강은 위장의 연동과 흡수를 촉진하고, 위액의 분비를 촉진하며, 피부의 혈관을 확장해서 황기의 기능을 돕는다.

배농산급탕

排膿散及湯

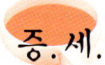
증.세.

일반적인 증상

① 국소에 발적, 종장, 통증을 수반하는 염증, 화농증.

② 발열, 오한과 같은 전신 증상은 없다.

③ 변비, 갈비뼈 끝부분의 압통 등 내장부의 통증이 없다.

- **복부** : 일정하지 않다.
- **맥박** : 일정하지 않다.
- **혀** : 일정하지 않다.

적응증

피부 또는 점막의 화농에 사용하는 약으로 발열, 오한 등의 전신 증상이 아닌 국소적 화농증에 사용하며, 국소가 발적, 종장해서 통증이 있는 부위를 소염, 진통하고 고름이 잡힌 것은 배농을 촉진한다.

  이밖에 환부의 발적, 화농증, 임파선염, 표저(생인손, 생인발), 유선염, 축농증, 중이염, 외이염, 치조농루, 치은염, 치루, 피부·점막의 궤양, 염증성 질환 등에 사용한다.

처.방.전.

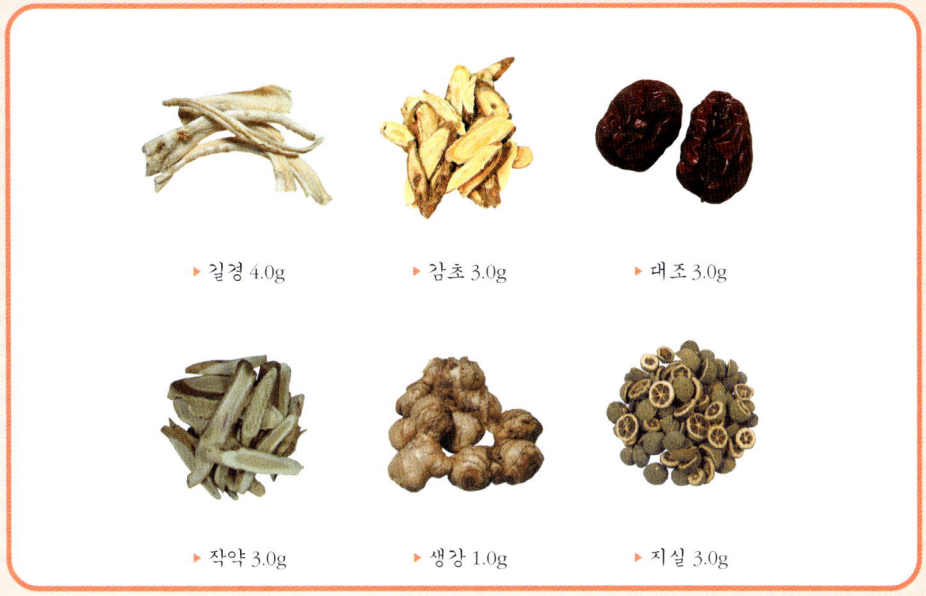

▶ 길경 4.0g   ▶ 감초 3.0g   ▶ 대조 3.0g
▶ 작약 3.0g   ▶ 생강 1.0g   ▶ 지실 3.0g

사용법
앞의 처방을 하루 분으로 달여 식전 또는 식간에 2, 3회로 나누어 복용한다.

주의사항
복벽이 연약하고 무력하면서 배에서 물이 꿀렁거리는 소리가 날 때에는 신중하게 사용한다.

처방해설
① 《상한론》에는 본 처방에 달걀노른자 1개를 가미해서 마시라고 기록되어 있다.
② 길경은 화농을 방지하고, 농이 생기면 배출하는 효과가 있다.
③ 지실은 화농 국부의 긴장을 풀어 부드럽게 해준다.
④ 작약은 길경과 지실의 효능과 협력해서 긴장감과 통증을 제거해 준다.
⑤ 대조와 감초는 급박한 통증을 완화하고, 생강은 여러 약재의 효능을 촉진한다.

백호가인삼탕

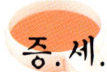
증.세.

일반적인 증상

① 고열.

② 구갈이 심해서 찬물을 자주 마신다.

③ 등골이 시리다.

④ 땀을 몹시 흘린다.

⑤ 얼굴이 붉어진다.

⑥ 손발이 차다.

⑦ 식욕이 없다.

⑧ 변비는 없으나, 변이 딱딱하다.

⑨ 현기증.

⑩ 배가 더부룩하게 부른다.

⑪ 국소적인 작열, 상기증, 발진 등으로 인해 피부가 가렵다.

⑫ 입 주위에 마비가 일어난다.

⑬ 손발이 무겁고 아프다.

⑭ 발한.

⑮ 헛소리.

⑯ 소변의 양이 많아진다.

- **복부** : 복벽은 연약하지만, 명치가 메이고, 꼿꼿하다.
- **맥박** : 빈맥에 폭이 넓고 힘차다. 떠 있는 때가 많다.

- 혀 : 혀와 입술이 건조하다. 혀는 붉고, 황태 또는 백태가 많이 낀다.

적응증

일사병이나 열병으로 땀을 몹시 흘리고, 열이 심하며, 걷잡을 수 없이 목이 말라 찬물을 찾는 사람에게 사용한다. 열중증, 유행성 감기, 일본뇌염 등의 열병, 당뇨병에 걸려 구갈이 심한 증상에도 좋다.

이밖에 목이 마르고 열이 심한 것, 부종에 인후가 건조해서 찬물을 찾는 것, 당뇨병 초기, 더위로 인한 식체, 열성 질환, 유행성 감기, 장티푸스, 폐렴, 일본뇌염, 유행성 뇌·척추막염, 패혈증, 뇌출혈, 신염, 요독증, 담낭염, 야뇨증, 피부염, 두드러기, 습진, 건선, 구내염, 치주염, 위염, 각막염, 치조농루 등에 사용한다.

처.방.전.

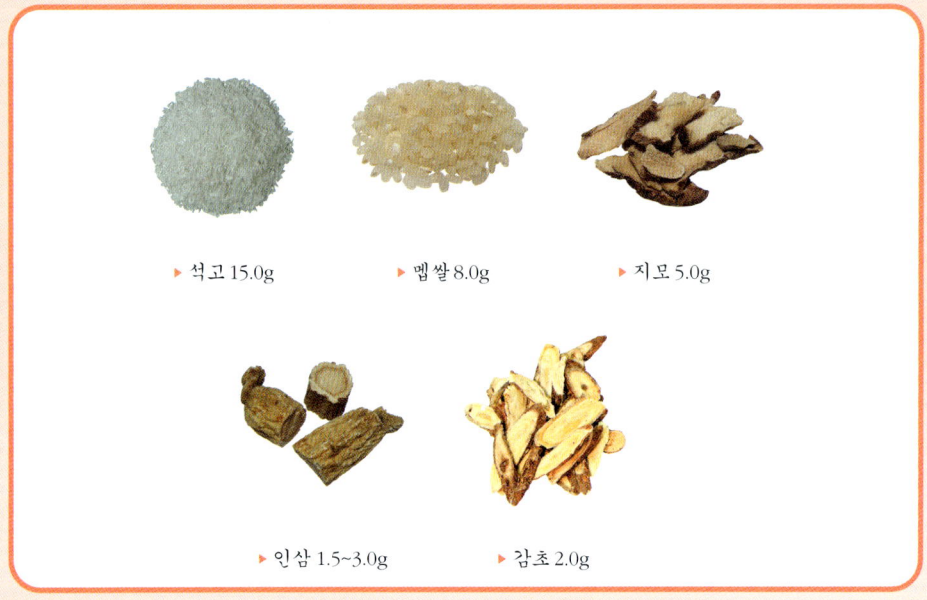

▶ 석고 15.0g ▶ 멥쌀 8.0g ▶ 지모 5.0g

▶ 인삼 1.5~3.0g ▶ 감초 2.0g

사용법
앞의 처방을 하루 분으로 달여 식전 또는 식간에 하루 2, 3회로 나누어 복용한다.

주의사항
① 본 처방은 발한, 발열, 구갈, 번조의 증세가 모두 있을 때에 사용한다. 이것을 생각하지 않고 병명만으로 본 처방을 사용하면 위험하다.
② 신체가 허약한 사람, 냉증이 심한 사람은 각별히 신중하게 사용한다.

처방해설
① 생석고는 강한 해열작용이 있고 지속성도 있어서 고열이 날 때 사용하며, 해열할 때 발한을 시키지는 않는다. 또한 진정, 진경, 소염작용이 있고, 구갈을 멈추게 하는 효과도 있다.
② 지모는 해열작용이 있어 고열이나 미열에도 잘 들으며, 진정, 항균, 소염, 자윤작용이 있다.

③ 감초는 소염, 해독, 항이뇨작용이 있어 체내의 수분을 유지하는 기능이 있다.
④ 멥쌀은 달이면 죽이 되므로 자양 효과도 있지만, 석고의 미세한 분말을 걸쭉한 액체 속에 유지해서 가라앉는 것을 막아주는 역할을 한다.
⑤ 인삼은 강심작용과 소화기능을 높이고, 수분을 유지해서 쇼크를 예방한다.
⑥ 지모와 인삼에는 혈당을 내리는 효능이 있다.

■■■ 한방상식 4 ■■■

약재 달이는 법

약탕관은 기름기·때·비리거나 누린내가 나는 것이 묻은 것은 쓰지 말고 반드시 새것이나 깨끗한 것을 써야 한다.
- 한약재 중량의 10~20배의 물을 탕기에 넣는다.
- 탕기를 약한불이나 중불에 1시간 정도 가열해서 물의 양이 1/2정도 될 때까지 끓인다.
- 따뜻할 때 무명이나 가제에 통과시킨다.

복령음
伏苓飮

증.세.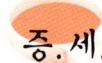

일반적인 증상

① 트림.
② 속쓰림.
③ 오심, 구토, 위액까지 토한다.
④ 식욕부진.
⑤ 동계.
⑥ 손발의 가벼운 부종.
⑦ 소변의 양이 감소한다.
⑧ 피로하고, 기운이 없다.

- **복부** : 명치가 메이고, 물이 쿨렁거리는 소리가 난다. 복벽은 다소 약하고, 위 부위의 정체감과 통증이 있다.
- **맥박** : 매끄럽게 뛴다.
- **혀** : 희고 축축한 설태가 낀다.

적응증

윗배가 메이고 답답할 때에 사용하는 약으로 명치가 뻐근하고 메이며, 헛배가 부르고, 트림이 나며, 위에서 신물이 올라오고, 구역질, 속쓰림, 위통 등이 있는 경우에 사용한다. 또한 위에 가스가 가득 차서 먹지 못하거나, 위염, 위하수, 유문경련, 위산과다 증세가 있을 때에도 응용한다.

　이밖에 오심, 구토, 식욕부진, 위신경증, 위확장, 소화불량, 유음증, 유문경련, 담석증, 딸꾹질, 노인의 기침 등에 좋다.

처.방.전.

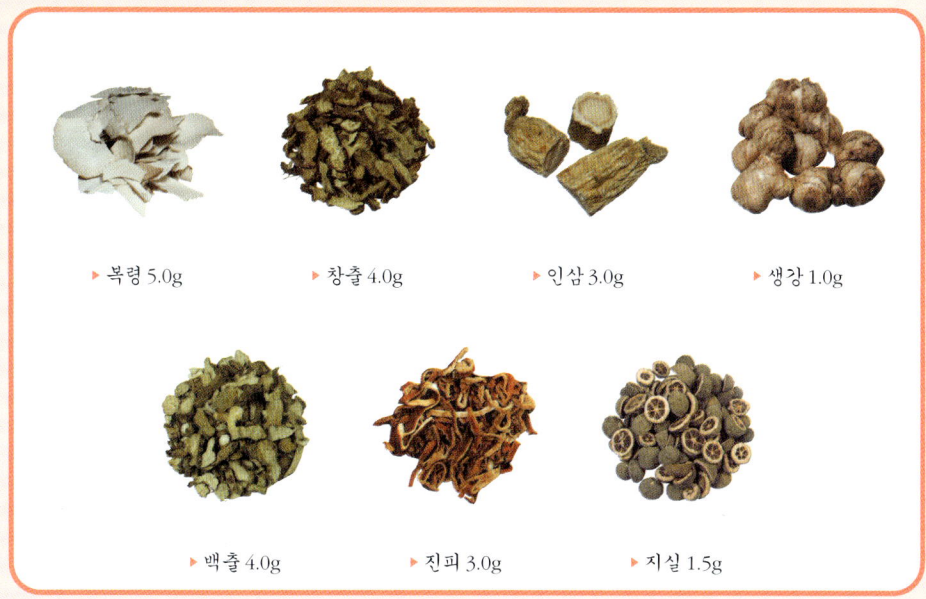

▶ 복령 5.0g   ▶ 창출 4.0g   ▶ 인삼 3.0g   ▶ 생강 1.0g
▶ 백출 4.0g   ▶ 진피 3.0g   ▶ 지실 1.5g

사용법

앞의 처방을 하루 분으로 달여 식선 또는 식간에 하루 2, 3회 나누어 복용한다.

주의사항 및 처방해설

① 위 속에 수분이 정체해서 유문에 경련 등의 기능적 통과 장애가 있고, 팽만감이 있으며, 위의 수축과 함께 트림이나 위의 내용물을 토해내는 경우에 사용한다.
② 복령, 백출, 창출은 위에 정체된 수분을 제거한다.
③ 인삼과 진피는 위의 기능을 높여 준다.
④ 지실은 위의 경련을 제거해서 연동을 정상화한다.
⑤ 생강은 위의 기능을 촉진시켜 주고, 여러 가지 약재의 효능을 조화시킨다.

부자이중탕

증.세.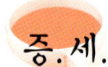

일반적인 증상

① 소화가 잘 되지 않는다.
② 식욕부진.
③ 구토.
④ 설사, 연변으로 인한 탈진.
⑤ 부종이 있고, 냉증으로 손과 발, 배가 차서 잠을 이루지 못할 정도이다.
⑥ 혈색이 나쁘고, 빈혈 기미가 있다.
⑦ 체력이 떨어지고, 쇠약해져 피로하기 쉽다.
⑧ 거품 모양의 침이 많이 나오고, 따뜻한 것을 마시면 좋아진다.
⑨ 소변의 양이 많고, 색이 흐리다.
⑩ 두통, 현기증.
⑪ 흉부통.

■ 복부 : 복벽은 연약하고 위에서 물이 꿀렁거리는 소리가 난다. 때로는 소리 없이 헛배만 부르고, 복벽이 나무판자처럼 딱딱한 경우도 있다.
■ 맥박 : 가라앉고, 느리며 미세하다.
■ 혀 : 축축하고, 설태가 끼지 않으며, 담백색이다. 거품 모양의 침이 고인다.

적응증

쉽게 피로해지고, 배가 차며, 명치가 메이고, 위통과 복통을 수반하지 않는 설사, 구토 등을 하면서 혈색이 좋지 않고, 입 안에 침이 많이 고인다. 또한 위와 같은 증상이 있고 손발이 몹시 차며, 오한이 나고, 맥이 미약한 경우에 좋다.
　이밖에 구역질, 현기증, 위통, 머리무거움증, 위염, 장염, 위아토니 등에 사용한다.

처.방.전.

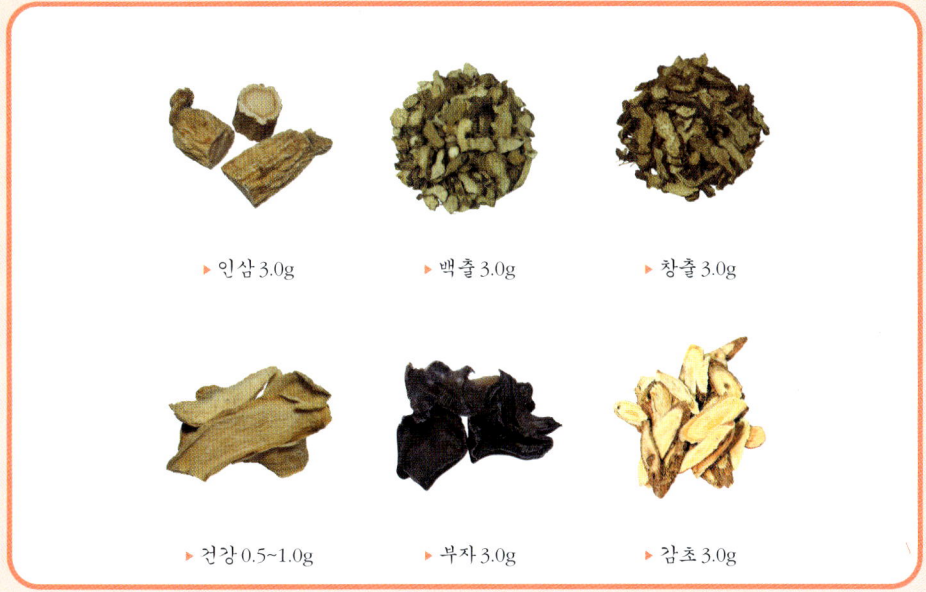

▶ 인삼 3.0g ▶ 백출 3.0g ▶ 창출 3.0g
▶ 건강 0.5~1.0g ▶ 부자 3.0g ▶ 감초 3.0g

사용법

① 앞의 처방을 하루 분으로 달여 식전 또는 식간에 하루 2, 3회로 나누어 복용한다.
② 복용시 반드시 차게 식혀서 마셔야 한다.

주의사항 및 처방해설

① 인삼탕을 '이중탕' 이라고도 하는데, 인삼탕에 부자가 가미되어 본 처방을 '부자이중탕' 이라고 한다.
② 손발이 몹시 차고 이한 증상이 심한 사람에게는 부자의 양을 조금 더 증량해서 사용하면 효과가 좋다.

사군자탕

四君子湯

증.세.

일반적인 증상

① 식욕부진.

② 체력저하.

③ 소화흡수 기능의 감퇴.

④ 얼굴이 창백하고, 입술도 하얗다.

⑤ 설사.

⑥ 식후에 졸리다.

⑦ 손발이 나른하고, 쉽게 피로해진다.

⑧ 오심, 구토.

⑨ 하부출혈.

- **복부** : 복벽은 연약 무력하고, 배에서 물소리가 난다. 식후에 속이 거북하고, 조금만 먹어도 배가 불러 오른다.
- **맥박** : 가늘고, 힘이 없다.

적응증

체력이 저하되고 위장기능이 쇠약해서 식욕이 없어 몸이 마르고, 빈혈이 있어 안색이 좋지 않으며, 조금만 먹어도 배가 불러 오르는 사람에게 사용한다.

이밖에 위아토니, 무력증, 치질, 탈항, 반신불수, 유뇨증, 야뇨증, 피로, 위장허약, 만성위염, 위하수, 설사, 구토, 빈혈, 허약자나 노인의 출혈에 사용한다.

처.방.전.

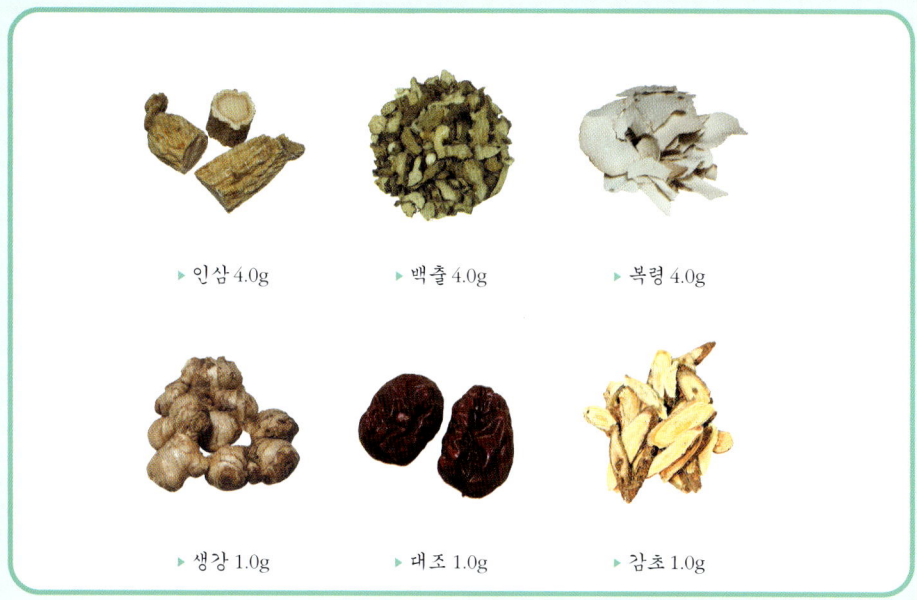

▶ 인삼 4.0g   ▶ 백출 4.0g   ▶ 복령 4.0g
▶ 생강 1.0g   ▶ 대조 1.0g   ▶ 감초 1.0g

사용법
앞의 처방을 하루 분으로 달여 식전 또는 식간에 하루 2, 3회로 나누어 복용한다.

주의사항 및 처방해설

① 주된 약재인 인삼, 백출, 복령, 감초는 모두 성질이 온감(溫感)하다. 이 따뜻한 성질은 군자중화(君子中和)의 덕을 닮았다고 해서 본 처방을 '사군자탕' 이라고 부른다.

② 예전에는 본 처방을 빈혈의 기미가 보이고, 안색이 창백하며, 목소리에 힘이 없고, 손발이 나른하며, 맥에 힘이 없는 이 5가지 증상의 치료를 위해 사용하였다.

③ 인삼의 맛은 달고 성질이 따뜻해서 소화기의 기운을 돕는다. 또한 피로회복, 항스트레스, 강장, 남성호르몬의 증강, 혈압강하, 혈당강하, 세포수명 연장 등의 약리작용이 있다.

④ 백출은 위에 정체한 물을 말리고, 위의 하수나 기완을 조인다.

⑤ 복령은 위 속의 탁수를 유도해서 사(瀉)하게 하고, 감초는 그 작용을 조절해서 오장을 조화롭게 한다.

사령탕 四苓湯

증.세.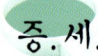

일반적인 증상

① 구갈.

② 구역질, 구토.

③ 부종.

④ 복통.

⑤ 묽은 설사.

- 복부 : 배는 힘이 없고 물이 꿀렁거리는 소리가 나며, 배꼽 아래에 동계가 있고, 상복벽이 약간 부르다.
- 맥박 : 떠 있고, 매끄럽다.
- 혀 : 엷은 백태가 낀다.

적응증

물을 마셔도 갈증이 기침되지 않고, 소변이 잘 나오지 않으며, 구토, 구역질, 복통, 부종 등을 수반하는 경우에 사용한다.

이밖에 더위, 급성위장염, 더위로 인한 식체, 부종, 입덧 등에 사용한다.

처.방.전.

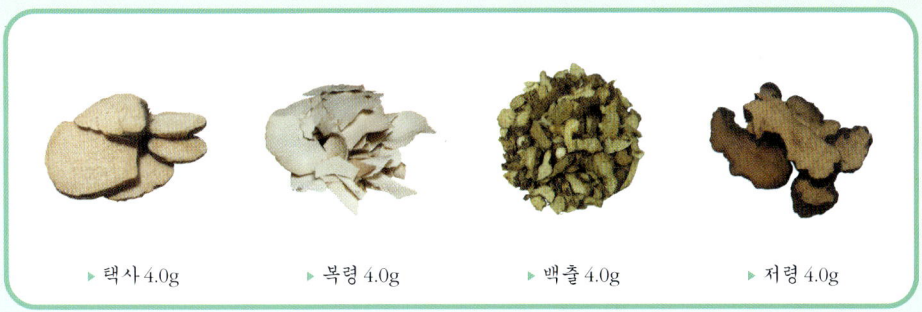

▶ 택사 4.0g   ▶ 복령 4.0g   ▶ 백출 4.0g   ▶ 저령 4.0g

사용법
앞의 처방을 하루 분으로 달여 식전 또는 식간에 하루 2, 3회로 나누어 복용한다.

주의사항
① 오령산(p.176)의 증상에서 상기증, 두통, 발열 등의 표증이 없는 경우에 사용한다.
② 두통, 발열, 상기증이 없는 경우에 사용한다.

처방해설
① 《상한론》에는 밤눈이 어두운 사람에게 효과가 있다고 기록되어 있다.
② 저령은 조직액(組織液)을 혈액 속으로 이동시켜 소변으로 내보내는 이뇨작용과 항지방 간작용을 한다.
③ 택사는 이뇨, 혈증개선, 혈액응고억제작용을 한다.
④ 복령은 이뇨, 혈액응고억제, 혈당강하, 항위궤양작용이 있고, 앞의 약재들과 협력해서 이뇨작용의 효과를 높여준다.
⑤ 백출은 이뇨, 혈당강하, 항염증작용이 있고, 위장의 기능을 도우며, 과잉수분의 흡수를 방지한다.
⑥ 계지는 발열, 오한, 두통 등의 증상을 치료하고, 혈행촉진, 신장과 방광의 기능을 회복시켜 이뇨효과를 높여준다.

사물탕 四物湯

증.세.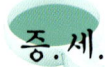

일반적인 증상

① 근육에 경련이 온다.
② 현기증.
③ 기미가 있고, 안색이 나쁘다.
④ 손발이 차다.
⑤ 출혈, 빈혈.
⑥ 월경불순.
⑦ 손발이 튼다.
⑧ 시야가 뿌옇다.

- **복부** : 배는 전체적으로 부드럽고 약하며, 배꼽 위를 누르면 몹시 띈다.
- **맥박** : 가라앉고, 약하다.
- **혀** : 담홍색으로 설태는 없다.

적응증

본 처방은 부인병의 선약으로 널리 쓰인다. 비교적 체력이 약한 사람이 손발이 차고, 피부가 거칠고, 혈색이 나쁘며 빈혈, 월경불순과 같은 증세가 있을 때 사용하는데 남성에게도 사용한다.

이밖에 산후 혹은 유산 뒤의 피로회복, 월경불순, 냉증, 기미, 혈맥증, 빈혈, 냉증으로 인한 변비, 고혈압증, 빈혈증, 월경통, 월경과다, 산후의 여러 가지 장애, 갱년기 장애, 자율신경실조증, 영양불량, 시력장애, 무월경, 자궁발육부전, 건조성피부병, 하지운동마비, 산후에 혀가 짓무른 것, 신염, 자궁출혈, 진행성지장각화증, 불임증, 백대하, 중풍, 신경증 등에 사용한다.

처.방.전.

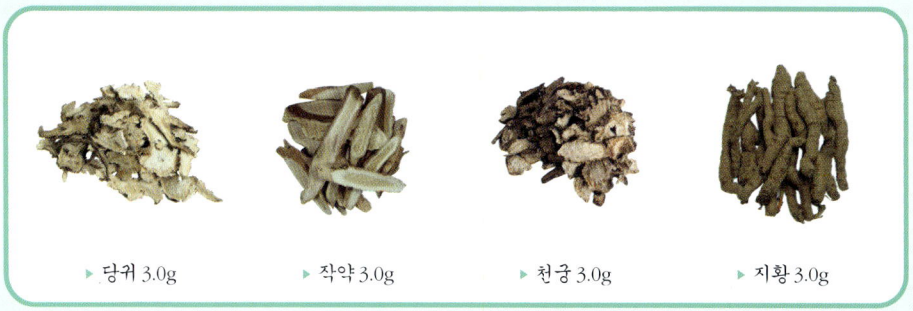

▶ 당귀 3.0g　▶ 작약 3.0g　▶ 천궁 3.0g　▶ 지황 3.0g

사용법
앞의 처방을 하루 분으로 달여 식전 또는 식간에 하루 2, 3회로 나누어 복용한다.

주의사항
① 피부가 건조해서 까실까실한 여성의 혈맥증 증세를 치료하는 데 탁월한 효과가 있다.
② 피부가 희고, 물렁거리며 수독의 경향이 있는 사람에게는 본처방이 효과가 없는데, 이런 체형의 사람은 당귀작약산(p.76)이 더 잘 듣는다.
③ 습도가 높은 곳에서 사는 사람에게는 당귀작약산이 유효하고, 바람이 강하고 건조한 지대에 사는 사람에게는 사물탕(p.134)이 맞는다.
④ 거친 피부를 촉촉하게 주는 작용이 있으므로 건조성피부염에도 사용할 수 있다.
⑤ 위장 장애가 없는 사람에게 사용한다.

처방해설
① 당귀와 지황은 조혈, 진정, 자윤의 효과가 있다.
② 작약과 천궁은 울혈을 소통시켜 혈액순환을 좋게 하고, 혈열을 식혀준다.
③ 《금궤요략》에 있는 궁귀교애탕(p.68)이 본래의 처방인데, 본 처방은 아교, 애염, 감초를 뺀 것이다.

사역산 四逆散

증.세.

일반적인 증상

① 손과 발이 차다.
② 초조감, 이유 없는 억울함.
③ 복통.
④ 동계.
⑤ 입이 쓰다, 구역질.
⑥ 설사.
⑦ 불면증.
⑧ 기침.
⑨ 월경이상.

- **복부** : 갈비뼈 아래와 명치에 저항압통, 상복부 복직근의 경련, 팽만감이 있다.
- **맥박** : 가늘고, 가라앉아 있다.
- **혀** : 혀의 색은 붉고, 엷은 백태가 끼어있다.

적응증

비교적 체력이 있는 사람이 갈비뼈 아래 부위가 붓고 아프며, 가슴이 답답하고, 우울함과 초조감이 있고, 입이 쓰고 배가 아프며, 설사가 나며, 손과 발이 냉할 때 사용한다.

이밖에 담낭염, 담석증, 위염, 위산과다, 위궤양, 기관지염, 신경질, 히스테리, 늑막염, 폐결핵, 천식, 급·만성대장염, 직장염, 직장궤양, 결핵성복막염, 신경성위염, 위장신경증, 담도감염증, 과민성결장증, 과민성장증후군, 늑간신경통, 심계항진, 어깨 결림, 간질, 자율신경실조증, 정신성임포텐츠, 갱년기 증후군, 월경불순, 월경전 증후군, 담석, 신경증, 비염 등에 좋다.

처.방.전.

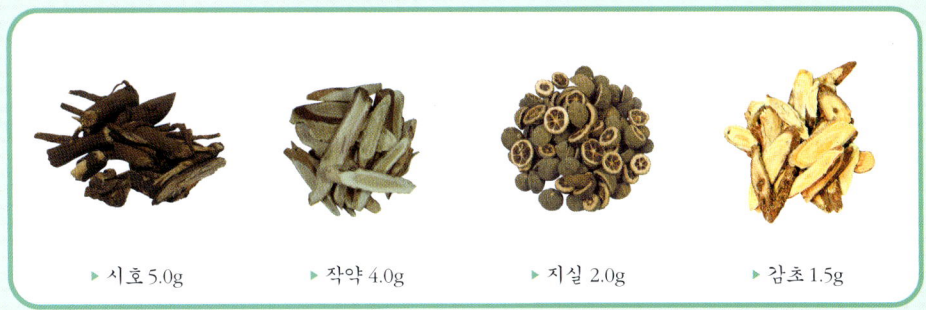

▶ 시호 5.0g   ▶ 작약 4.0g   ▶ 지실 2.0g   ▶ 감초 1.5g

사용법
① 앞의 처방을 하루 분으로 해서 달여 식전 또는 식간에 하루 2, 3회로 나누어 복용한다.
② 본 처방을 가루약으로 만들기도 하는데, 약재들을 분말로 만들어 하루 6.0g씩 2, 3회 따뜻한 물과 함께 복용하면 된다.

주의사항 및
손과 발이 차고, 신경이 날카로워져 과민상태에 있을 때에 사용하면 효과가 좋다.

처방해설
① 시호의 약리작용은 근년간 연구가 진보되어 중추억제, 평활근지완, 항소화성궤양, 간장애개선작용이 있음이 증명되었다. 한방적으로 시호는 흉협에 기혈이 응체되어 혈열이 생기고, 수분의 흐름이 방해되는 것을 치료한다.
② 지실은 기를 열어 응결을 제거하고, 물의 흐름을 원활하게 한다.
③ 작약은 혈액의 응체를 돌리고, 사지의 근육경련을 완화한다.
④ 감초는 위의 허를 보하고, 사지근육의 긴장을 완화하며, 급박한 증상을 완화해준다. 따라서 본 처방은 간이나 위, 근긴장의 병, 신경증상이 있는 여러 증세에 효과가 있다.

산조인탕
酸棗仁湯

증.세.

일반적인 증상

① 불면증, 기면증, 다몽.
② 체력이 쇠약해진다.
③ 가슴이 답답하다.
④ 식은땀.
⑤ 쓸데없는 일에 신경이 쓰인다.
⑥ 현기증.
⑦ 정신불안.

- **복부** : 복벽이 연약하다.
- **맥박** : 현을 당기는 것처럼 가늘게 떠있다.
- **혀** : 붉다.

적응증

체력이 쇠약하고, 가슴이 답답하며, 심신은 지쳐 있는데, 오히려 잠이 잘 오지 않는 사람에게 사용한다.

이밖에 신경쇠약, 식은땀, 건망증, 심계항진증, 현기증, 노인이나 허약자의 불면증, 기면증, 다몽, 신경증, 신경통, 심장신경증, 고혈압증, 불안신경증, 자율신경실조증 등에 좋다.

처.방.전.

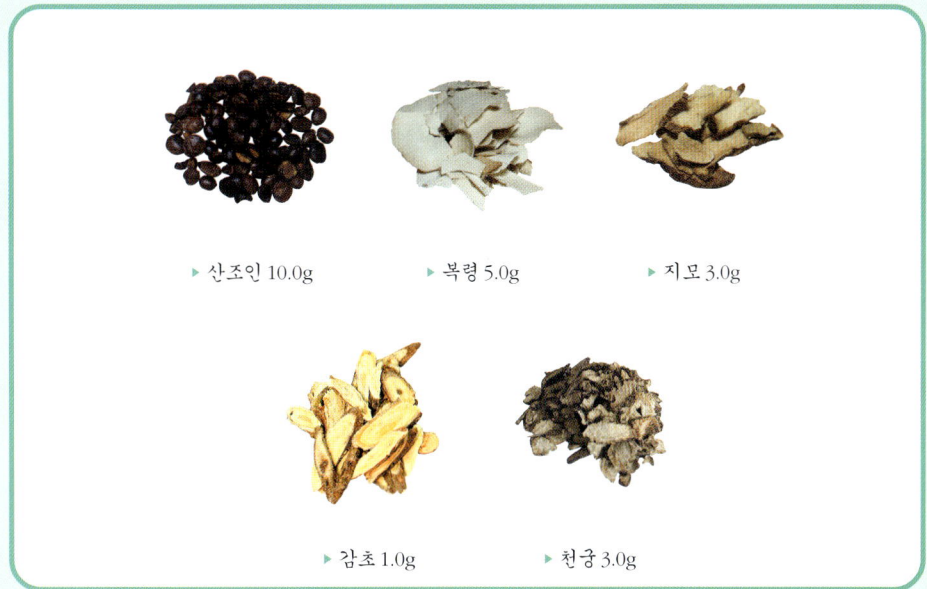

- ▶ 산조인 10.0g
- ▶ 복령 5.0g
- ▶ 지모 3.0g
- ▶ 감초 1.0g
- ▶ 천궁 3.0g

사용법

앞의 처방을 하루 분으로 달여 식전 또는 식간에 하루 2, 3회로 나누어 복용한다.

주의사항

① 위장이 약한 사람, 설사를 자주 하는 사람에게는 신중하게 사용한다.

② 가벼운 영양상태의 저하로 뇌의 억제과정이 감소·약화되어 자율신경계가 자극을 받아 잠을 이루지 못하는 증세를 치료하는 것으로 알려져 있다.

처방해설

① 생약인 산조인은 산대추씨의 알맹이로 중추억제, 항스트레스작용이 있다.

② 지모와 감초는 열을 식혀 주고, 체온을 조절해 번조함을 제거한다.

③ 복령과 천궁은 기를 돌려주고, 정음(停飮)을 제거해 준다.

④ 본 처방의 약재들은 음양이 조화를 이루어 불면증, 기면증, 허번(虛煩)을 치료한다.

삼물황금탕 三物黃芩湯

증.세.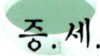

일반적인 증상

① 손과 발의 번열.
② 구갈.
③ 두통.
④ 불면.
⑤ 건조하고 빨개지며 열이 나고 가려운 피부병변.

- **복부** : 복벽이 연약하다.
- **맥박** : 일정하지 않다.
- **혀** : 설태는 끼지 않으나 전체적으로 붉다.

적응증

체력이 중급 이하인 사람이 여러 가지 원인으로 손발이 달아오르고, 우울하며, 이불 밖으로 손발을 내놓아야 잠을 잘 수 있는 경우에 널리 사용한다.

이밖에 신경증, 불면, 자율신경실조증, 진행성지장각화증, 습진, 무좀, 구내염, 산욕열, 폐결핵, 구내염, 신경증, 불면, 분만출혈, 습진, 진행성지장각화증, 자율신경실조증, 갱년기 장애, 두통, 더위, 토혈, 하혈, 두드러기, 동상, 화상, 농포증 등에 좋다.

처.방.전.

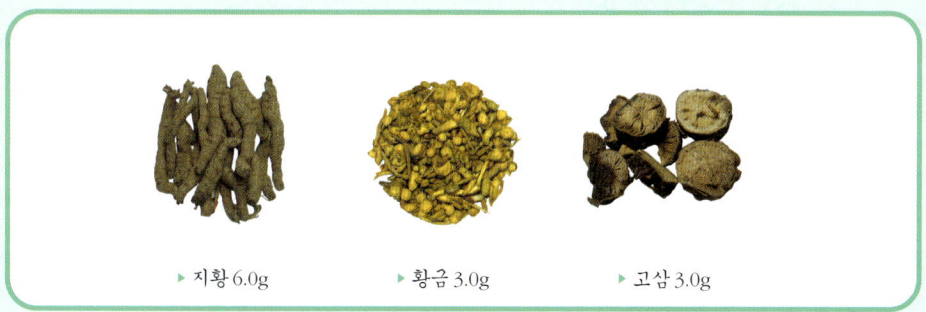

▶ 지황 6.0g　　▶ 황금 3.0g　　▶ 고삼 3.0g

사용법
앞의 처방을 하루 분으로 달여 식전 또는 식간에 하루 2, 3회로 나누어 복용한다.

주의사항
① 손발이 달아올라 괴로운 증상을 치료하는 데 가장 좋다.
② 고삼은 몹시 맛이 쓰기 때문에 위장이 약한 사람은 먹기가 어렵고, 복용 후에 위가 불쾌하거나 설사, 복통, 식욕부진 등의 부작용이 나타나는 경우가 있으므로 신중하게 사용해야 한다.

처방해설
① 황금은 열을 식히고, 피를 맑게 해 주는 청열작용이 있으며, 소염, 건위의 효과가 있다.
② 고삼은 거충, 살충, 해열, 이뇨작용이 있고, 약리학적으로는 혈압강하, 간장애억제, 항소화성궤양, 인터페론유기작용이 있다.
③ 지황은 자윤보혈(滋潤補血), 청열의 효과가 있으며, 약리학적으로는 혈당강화, 이뇨, 통증 완하, 혈액응고억제작용 등이 있다.
④ 황금, 고삼, 지황은 서로 협력해서 혈열*, 혈조**를 치료한다.

- **혈열(血熱)** 염증으로 인한 출혈, 발진.
- **혈조(血燥)** 만성의 영양불량 상태.

삼황사심탕

증.세.

일반적인 증상

① 얼굴이 붉어진다.
② 정신불안, 흥분, 광조상태.
③ 변비.
④ 상기증.
⑤ 어깨 결림.
⑥ 귀에서 매미 우는 소리가 난다.
⑦ 잠이 안 온다.
⑧ 토혈, 코피, 치질로 인한 출혈.
⑨ 머리가 몹시 무겁고, 어지럽다.
⑩ 고혈압.
⑪ 명치가 메이는 것 같다.
⑫ 발이 차다.

- **복부** : 명치가 메이는 것 같고, 가벼운 저항이 있다.
- **맥박** : 떠 있으나, 힘이 있다.
- **혀** : 건조한 백태 또는 황태가 낀다. 입이 바싹 마른다.

적응증

비교적 체력이 있고 술을 좋아하는 사람이 상기증으로 얼굴이 붉어지고, 변비가 있으며, 명치가 메이는 것 같은 증세가 있을 때 사용한다. 또한 고혈압, 뇌일혈, 정신불안, 코피, 구내염, 토혈, 변비, 어깨 결림 등에 응용한다.

이밖에 위궤양, 신경증, 안저출혈, 자궁출혈, 대사성월경, 주사비, 결막염, 홍채염(紅彩炎), 위염, 피부병, 간질, 화상, 고열, 일광피부병, 황달, 고혈압, 숙취 등에 사용한다.

처.방.전.

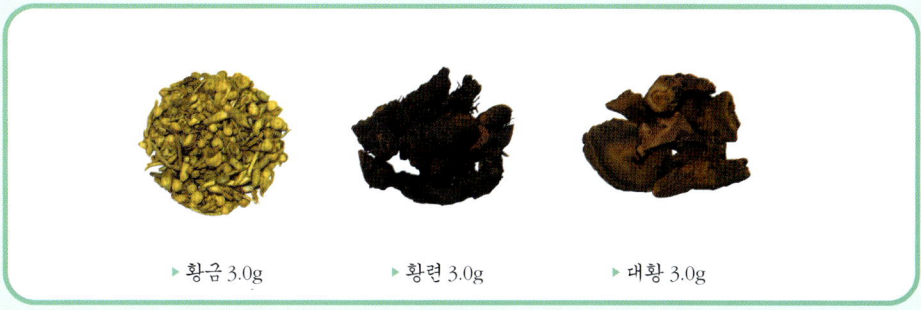

▶ 황금 3.0g   ▶ 황련 3.0g   ▶ 대황 3.0g

사용법
① 본 처방의 약재를 각각 1.0g씩 100ml의 물로 3분간 달여 찌꺼기를 건져내고, 한꺼번에 복용한다.
② 본 처방을 분말을 내서 환으로 지어 식전 또는 식간에 하루 2, 3회 복용한다.

주의사항
① 코피와 같은 출혈이 있는 경우에는 차게 식혀서 복용한다.
② 얼굴이 붉은 사람의 상기증, 초조감, 변비가 심한 것을 치료하는데 효과가 매우 좋다.
③ 몸이 허약한 사람, 고령자, 설사 또는 묽은 변의 경향이 있는 사람, 임산부에게는 신중하게 사용한다.

처방해설
① 황색의 생약에 3개의 黃자가 모두 붙은 약재(대황, 황금, 황련)로 만들어졌다고 해서 '삼황사심탕(三黃瀉心湯)'이라고 부른다.
② 황금은 이담, 완화, 이뇨, 해독, 진경, 항염증, 항알레르기작용, 혈압강하작용이 있다.
③ 황련은 진정, 진경, 건위, 지사(止瀉), 항균, 혈압강하, 항염증, 항소화성궤양작용과 면역력을 회복시키는 효능이 있다.
④ 대황은 항균, 항염증, 혈액응고억제, 변이원성억제작용(變異原性抑制作用) 등 여러 가지 효과가 있다.

소반하가복령탕

증.세.

일반적인 증상

① 오심.

② 구토.

③ 동계.

④ 현기증.

⑤ 가벼운 구갈.

⑥ 식욕부진.

⑦ 소변의 양 감소.

⑧ 권태감.

- **복부** : 복벽이 연약하고, 명치를 두들기면 꿀렁거리는 소리가 난다.
- **맥박** : 가라앉고 미약하나, 매끄럽다.
- **혀** : 축축하고, 엷은 백태가 낀다.

적응증

입덧의 특효약으로 유명하다. 이유없이 기분이 나쁘고, 구역질이 나며, 명치에 메이는 것 같고, 현기증과 동계를 수반하는 경우에 잘 듣는다. 입덧뿐만 아니라 여러 종류의 구토에도 사용된다.

이밖에 급성위장염·습성흉막염·수종성각기·축농증 등 여러 가지 이유로 인한 구토, 입덧, 구역질, 기침, 객담, 멀미, 위하수, 위아토니의 구토 등에 좋다.

처.방.전.

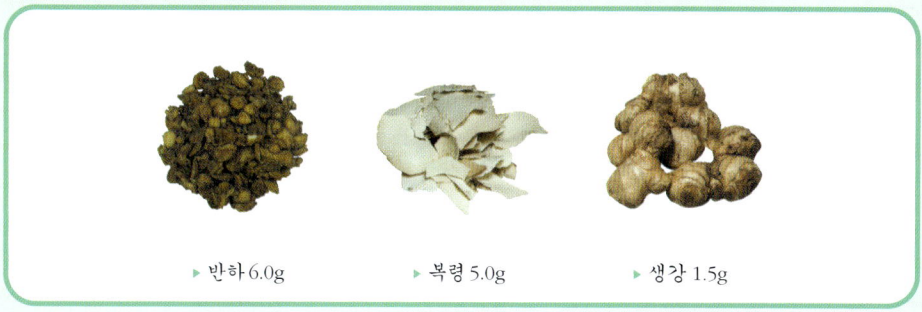

▶ 반하 6.0g   ▶ 복령 5.0g   ▶ 생강 1.5g

사용법
앞의 처방을 하루 분으로 달여 식전 또는 식간에 하루 2, 3회로 나누어 복용한다.

주의사항
① 조금씩 식혀 마시는 것이 효과가 좋다.
② 구갈이 심하고 다량의 물을 한 번에 토할 때에는 오령산(p.176)이 좋으며, 조금씩 자주 토하고 구역질이 가라앉지 않는 경우에는 본 처방을 사용한다. 그래도 구토 증상이 가라앉지 않을 때에는 오령산을 사용한다.

처방해설
① 반하는 구토와 기침를 치료하고, 생강은 반하의 독성을 완화해서 제토작용(制吐作用)을 강화한다.
② 반하와 생강은 위의 수분을 제거해서 소변으로 배설하고, 진정작용으로 가슴이 두근거리는 것을 치료한다.

소시호탕 小柴胡湯

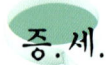 증.세.

일반적인 증상

① 식욕부진.

② 입 안이 쓰고 불쾌하며, 침이 쩍쩍 눌어붙는다.

③ 온몸에 힘이 없고 나른하다.

④ 현기증 특히, 오후에 심하며 편두통이 따른다.

⑤ 구역질.

⑥ 구토.

⑦ 미열 또는 발열과 오한이 번갈아 나타난다.

⑧ 입은 마르나 물은 마시려 하지 않는다.

⑨ 목이나 목덜미가 결린다.

- **복부** : 명치에서 양쪽 갈비 끝부분(아래가슴)이 무겁고 답답하며, 저항압통이 있다.
- **맥박** : 현을 당겨놓은 것과 같은 맥이며, 가라앉고 가늘지만 힘이 있다.
- **혀** : 입이 쓰고 약간 건조하며, 엷은 백태가 낀다.

적응증

체력이 중급 정도인 사람이 윗배가 답답하고 식욕이 없으며, 때로는 미열, 구역질 등이 있는 모든 급·열성질환에 사용한다. 감기가 오래 가거나 만성질환 등으로 위장이 손상되어 식욕부진, 구역질, 현기증, 미열, 위부가 뻣뻣하고 답답한 증세가 있는 경우에도 효과가 있다.

예전에는 폐결핵에 많이 사용했으나, 최근에는 만성간염의 기본적인 처방으로 사용되며, 병명과는 상관없이 앞에 열거한 증상에 해당하는 사람에게 널리 응용된다.

이밖에 폐렴, 기관지염, 흉막염, 임파선염, 만성위장장애, 간기능장애, 산후회복부전, 백태, 구역질, 구토, 기침, 늑막염, 위장병, 흉부질환, 간장병 등 소모성질환의 체력증강, 신장병, 빈혈증, 선병질, 간염, 간경변, 담석증, 담낭염, 만성기관지염, 기관지확장증, 복막염, 편도염, 이하선염, 중이염, 축농증, 입덧, 유선염, 산욕열, 말라리아, 간질, 자율신경실조증, 체질개선, 인후염, 신우염, 위염, 폐기종, 원형탈모증, 고환염, 부고환염, 소양병, 반표반리증, 간울화화(肝鬱化火), 비기허(脾氣虛), 담습(痰濕) 등에 사용한다.

처.방.전.

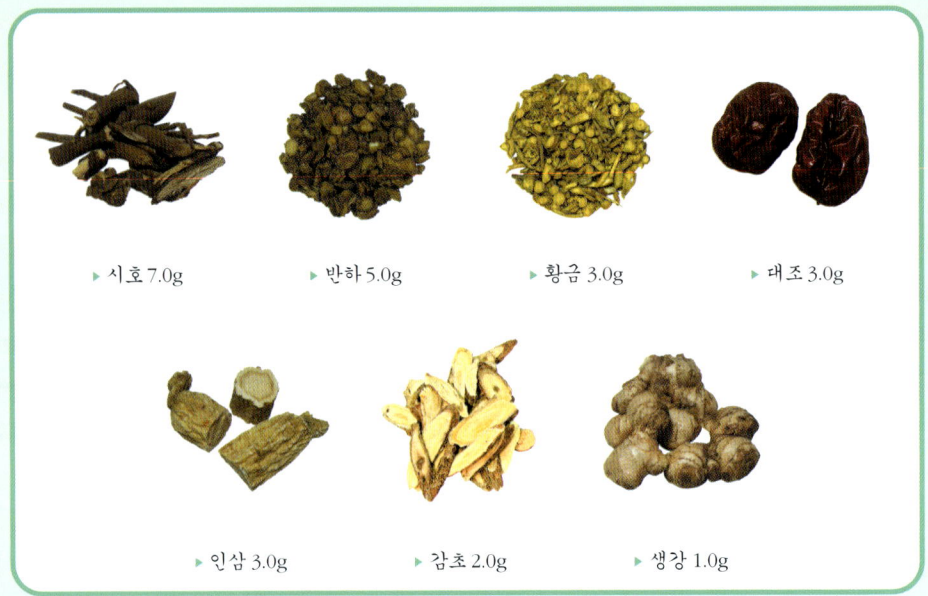

▶ 시호 7.0g ▶ 반하 5.0g ▶ 황금 3.0g ▶ 대조 3.0g
▶ 인삼 3.0g ▶ 감초 2.0g ▶ 생강 1.0g

사용법
앞의 처방을 하루 분으로 달여 식전 또는 식간에 하루 2, 3회로 나누어 복용한다.

주의사항 및
① 만성간염, 간경변이 있을 때에는 가장 효과가 좋은 계지복령환(p.58)을 병용한다.
② 소시호탕은 단독으로도 사용하지만 오령산(p.176), 반하후박탕(p.112), 소청룡탕(p.150), 당귀작약산(p.76), 계지복령환과 많이 병용한다.

처방해설
① 본 처방은 만성간염(B형)에 대한 효과가 면역학적으로 입증되어서 널리 사용한다.
② 시호와 황금은 흉협부(호흡기, 소화기 등)의 소염, 해열에 효과가 있다.
③ 반하와 생강은 구역질, 구토를 멈추게 한다.
④ 인삼, 감초, 대조는 위장의 기능을 돕는다.

■■■ 건강상식 1 ■■■

변비를 치료하는 3가지 방법

현대인들이 많이 걸리는 변비는 탈모나 새치의 원인이 된다. 또한 변비에 걸리면 얼굴에 여드름이 생기고, 가장 곤란한 것은 기분까지 불쾌하게 한다는 점이다.

변비를 쉽게 치료할 수 있는 방법은 다음과 같다.

① 변비가 있는 사람들은 아침에 일어나서 물 한잔을 마신다. 이때 꿀이나 소금을 타도 좋다. 몸을 움직이지 않은 상태에서 물을 마시면 가장 좋기 때문에 머리맡에 물을 두고 눈을 뜨면 바로 마시는 것이 좋다. 인체는 마치 전기의 배선과도 같아서 일단 움직이기 시작하면 몸의 기능이 모두 작업을 시작하므로 물을 마시면 이미 활동을 시작한 폐와 장 등이 모두 흡수해 버려서 원하는 효과를 거둘 수 없기 때문이다.

이와 같은 방법으로 한 달 동안 하면 100% 변비를 치료할 수 있다. 만약 이렇게 했는데도 효과를 보지 못한 사람은 다른 질병이 혹시 있는지 의심해 보는 것이 좋다.

② 귤껍질과 알맹이 사이에 있는 백사(白絲)는 변비를 치료하는데 탁월한 효과가 있다. 백사에는 많은 양분이 함유되어 있어 귤을 먹을 때 함께 먹으면 좋다.

③ 섬유질이 많이 함유된 음식을 먹으면 대변을 쉽게 볼 수 있는데, 특히 배추나 죽순을 적어도 하루 한 번씩 먹으면 효능을 볼 수 있다.

소청룡탕 小靑龍湯

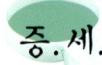
증.세.

일반적인 증상
① 재채기, 콧물, 묽은 가래가 나오는 기침.
② 타액 분비과다(눈물, 군침).
③ 부종, 관절수종.
④ 습진.
⑤ 소변의 양 감소, 상반신의 수분정체증상.
⑥ 오한, 발열.
⑦ 두통.
⑧ 건구역질.

- **복부** : 복벽은 약하지만, 명치에 가벼운 저항압통이 있고, 복직근 상부에 긴장이 있으며, 배에서 물이 꿀렁거리는 소리가 난다.
- **맥박** : 떠 있고 긴장되어 있으며, 열이 있을 때에는 빠르게 자주 뛴다.
- **혀** : 엷고 축축한 백태가 낀다.

적응증
감기에 걸려 콧물과 묽은 가래가 나오고, 기침, 두통, 한기가 들 때 사용한다. 명치에서 물이 꿀렁거리는 소리가 나면서 알레르기성 비염, 천식, 기관지염, 재채기, 콧물, 습진, 신염, 네프로제 등이 있을 때에도 사용한다. 발열증상 뒤에 소변의 양이 감소되고, 가슴속이 답답하고, 가래 끓는 소리가 나며, 객담이 많은 기침, 혹은 콧물이 많은 비염이나 눈물이 많이 흐르는 안질처럼 분비가 과다한 감기, 신장병, 기관지 천식, 신염에 좋다.

이밖에 삼나무 꽃가루알레르기, 폐렴, 폐기종, 급성신염, 신염, 늑막염, 천식성기관지염, 습진, 두드러기, 위산과다증, 타액과다분비증(군침을 많이 흘리는 증상), 야뇨증, 임신신 등에 사용한다.

처.방.전.

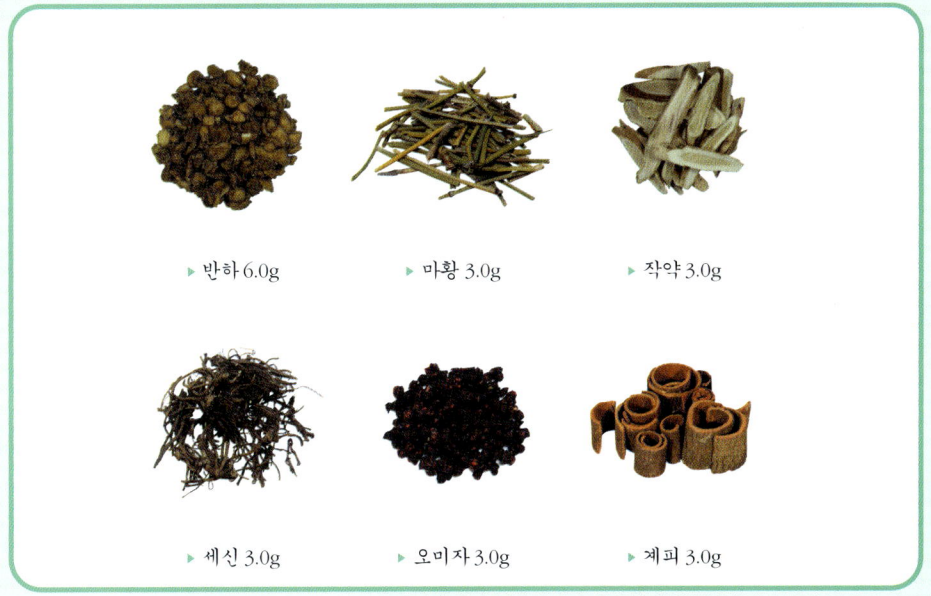

▶ 반하 6.0g　▶ 마황 3.0g　▶ 작약 3.0g
▶ 세신 3.0g　▶ 오미자 3.0g　▶ 계피 3.0g

사용법
앞의 처방을 하루 분으로 달여 식전 또는 식간에 하루 2, 3회로 나누어 복용한다.

주의사항 및
① 본 처방은 복용해도 졸리지가 않기 때문에 복용후, 차를 운전해도 문제없다.
② 임신부, 신체가 허약한 사람, 노인의 자연발한, 협심증, 심근경색이 있는 경우에는 신중하게 사용한다.
③ 천식이나 알레르기 체질개선에 소시호탕(p.146)이나 대시호탕(p.80)과 장기적으로 병용하면 좋은 효과를 볼 수 있다.
④ 본 처방은 간혹 위장장애를 일으키는 수가 있으므로 복용에 주의가 필요하다.

처방해설
① 마황과 계피는 발산작용을 하고, 작약과 오미자는 수렴작용을 한다.
② 마황, 오미자, 감초는 항알레르기작용이 있고, 세신과 건강은 거한작용을 한다.

승마갈근탕

升麻葛根湯

증.세.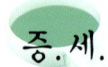

일반적인 증상

① 두통, 발열.

② 오한, 전신통.

③ 안저출혈, 통증, 눈물.

④ 재채기, 콧물.

⑤ 콧속이 마르고, 코피가 난다.

⑥ 입이 마른다.

⑦ 발진.

⑧ 불면증.

⑨ 땀이 안 난다.

- 복부 : 이상 증상이 없다.
- 맥박 : 떠 있고, 자주 뛴다.
- 혀 : 붉고, 백태가 낀다.

적응증

전신에 통증이 있으면서 열을 동반한 두통, 오한이 있고, 코가 막히며, 잠을 이루지 못하는 경우에 사용한다.

   이밖에 감기의 초기, 피부병, 마진, 풍진, 성홍열, 수두, 편도선염, 유행성 감기, 두창, 코피, 발진을 수반하는 열성 질환의 초기에 좋다.

처.방.전.

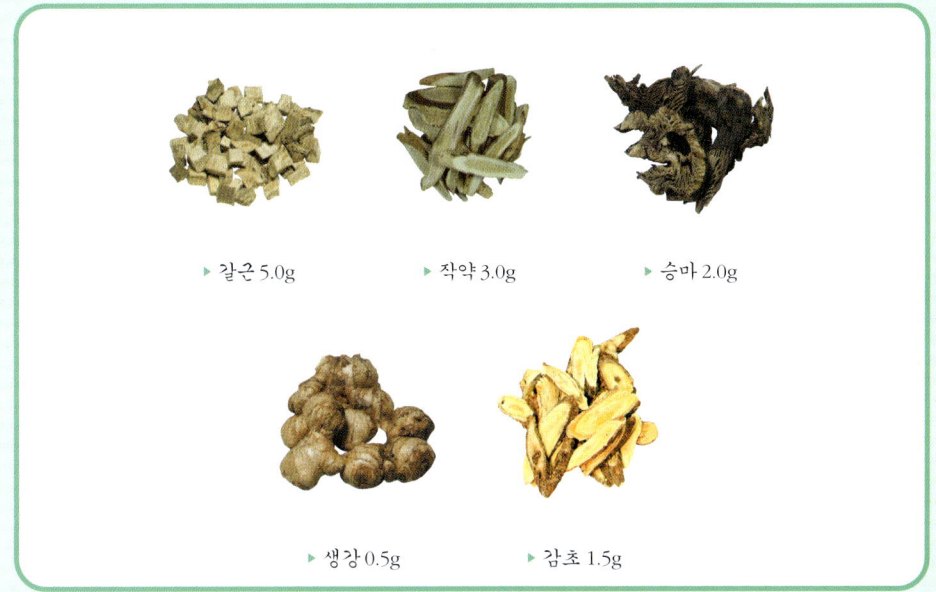

▶ 갈근 5.0g   ▶ 작약 3.0g   ▶ 승마 2.0g
▶ 생강 0.5g   ▶ 감초 1.5g

사용법
앞의 처방을 하루 분으로 달여 식전 또는 식간에 하루 2, 3회로 나누어 복용한다.

주의사항
본 처방의 증상과 같고, 이유 없는 억울함이 들어 식욕이 부진한 사람에게는 향소산 (p.234)이 좋다.

처방해설
① 승마와 갈근은 발진이 충분히 발산하게 하고, 피부혈관을 확장시키며, 발한작용이 있어 해열에 도움을 준다.
② 승마는 항균, 해독작용을 하고, 갈근은 지사작용을 한다.
③ 작약은 소염, 항균, 자양강장작용이 있고, 갈근과 함께 근육의 경련을 진정시킨다.
④ 감초에는 소염, 해독작용이 있다.

시호계지탕

柴胡桂枝湯

증.세.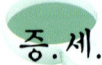

일반적인 증상

① 두통, 머리무거움증.

② 식욕이 없다.

③ 자연발한.

④ 발열(미열), 오한, 더웠다 추웠다를 반복한다.

⑤ 위통.

⑥ 구역질.

⑦ 관절통.

⑧ 뒷목이 뻐근하다.

⑨ 식은땀.

⑩ 복통.

- **복부** : 복직근이 긴장되어 있는데, 특히 오른쪽이 더 심하다. 명치가 메이고, 갈비뼈 끝부분에 저항압통이 있다.
- **맥박** : 떠 있고, 현을 당기는 것 같다.
- **혀** : 엷은 백태가 낀다.

적응증

감기를 오래 앓아 가슴이 답답하고, 배가 아프며, 입맛이 없고, 식은땀이 나면서 두통, 관절통, 뒷목, 어깨가 결릴 때 사용한다.

자연발한과 미열이 있고, 오한이 나며, 가슴이나 옆구리에 압박감이 있고, 두통, 관절통이 있는 것 혹은 위통, 흉통, 오심, 복통이 심하고, 식욕감퇴 등을 수반하는 늑막염, 신경통, 위산과다증에 응용한다.

이밖에 유행성 감기, 폐렴, 폐결핵 등의 열성질환, 위궤양, 십이지장궤양, 담낭염, 담석, 간기능장애, 췌장염, 기관지염, 천식, 중이염, 간염, 간경변, 궤양성대장염, 늑간신경통, 신염, 불안신경증, 갱년기 장애, 혈맥증, 자율신경실조증, 불면증, 간질, 티크증, 야뇨증, 신경증, 감기, 위통, 담석, 간장애, 췌염, 간질, 티크증, 관절염 등에 널리 사용된다.

처.방.전.

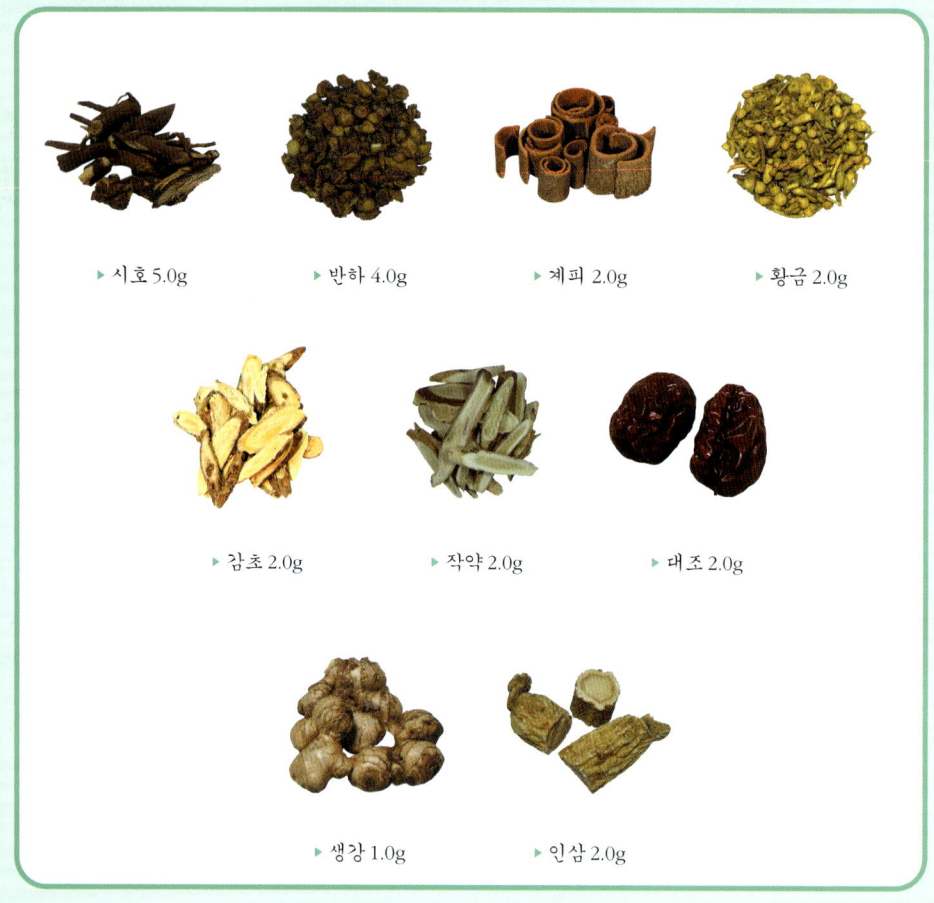

▶ 시호 5.0g   ▶ 반하 4.0g   ▶ 계피 2.0g   ▶ 황금 2.0g

▶ 감초 2.0g   ▶ 작약 2.0g   ▶ 대조 2.0g

▶ 생강 1.0g   ▶ 인삼 2.0g

사용법

앞의 처방을 하루 분으로 달여 식전 또는 식간에 하루 2, 3회로 나누어 복용한다.

주의사항

① 명치가 메이면서 식욕이 부진하고, 열과 오한이 나며, 관절통, 자연발한 등의 감기 증상이 있고, 심하지결®의 증세가 있으면 병명에 상관없이 사용할 수 있다.

② 간질이나 스트레스에는 작약을 증량하거나 작약감초탕(p.210)을 합방하면 좋다.

처방해설

① 본 처방은 소시호탕(p.146)에 계지탕(p.66)을 합방한 것으로 두통, 발열, 오한, 자연발한 등이 있을 때 사용한다.

② 본 처방은 여러 질환에 광범위하게 사용되는데, 분류하면 다음과 같다.
- 호흡기 질환.
- 소화기 질환(위, 장, 간장, 췌장, 담도 등의 여러 질환).
- 신경계 질환(간질, 티크증, 노이로제, 신경통, 자율신경실조증).
- 운동장애(관절통, 어깨 결림).

③ 본 처방은 장기간 복용하면 다음과 같은 체질을 개설할 수 있다.
- 식욕이 없고, 가슴이 메이며, 쉽게 피로를 느끼면서 미열이 있고, 식은땀을 잘 흘린다.
- 마른 체형에 체력이 약하고, 가슴이 둘레가 좁은 사람이 빈혈과 임파선염이 있다.

④ 발한해열제로 감기가 심해진 경우에 사용하면 효과가 있다.

⑤ 본 처방이 녹내장, 고안압증, 만성간염, 간질, 편두통(심신증)에 큰 효과가 있다는 보고가 있다.

⑥ 《상한론》에는 '상한으로 6, 7일 경과된 것으로 열이 있고, 약간 오한이 나며, 수족의 마디마디가 열이 나면서 아프고, 약간 메스껍고, 명치가 뻣뻣하며, 외증(外證)이 있을 때에는 본 처방이 효과가 있다' 라고 쓰여 있다.

● **심하지결(心下支結)** 상복부의 복직근이 경련을 일으켜 심하부에 두 갈래의 경결이 생긴 복증의 한 유형.

신비탕
神秘湯

증.세.

일반적인 증상

① 호흡곤란, 천식.

② 가슴이 답답하다.

③ 기침.

④ 객담이 없거나 적다.

⑤ 위장이 튼튼하다.

⑥ 이유 없는 억울함, 불안.

- **복부** : 갈비뼈 끝(가슴의 아래 부분)에 가벼운 저항압통과 흉협고만*이 있다.
- **맥박** : 현을 당기는 것처럼 팽팽하다.
- **혀** : 백태가 낀다.

적응증

주로 천식, 특히 어린이천식에 사용한다. 위장이 비교적 튼튼하고 체력 중급 이상의 사람이 호흡곤란이 심하고, 천식과 기침이 있으나 가래가 적고, 이유 없이 억울함을 느끼는 경우에 사용한다.

　이밖에 기관지염, 폐기종, 천식성기관지염 등에 사용한다.

처.방.전.

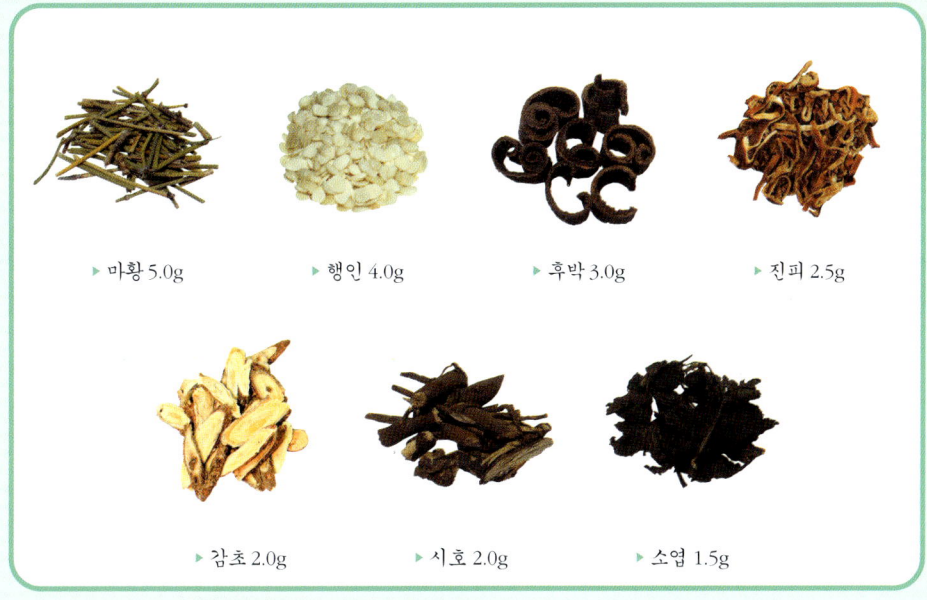

▶ 마황 5.0g   ▶ 행인 4.0g   ▶ 후박 3.0g   ▶ 진피 2.5g
▶ 감초 2.0g   ▶ 시호 2.0g   ▶ 소엽 1.5g

사용법
앞의 처방을 하루 분으로 달여 식전 또는 식간에 하루 2, 3회로 나누어 복용한다.

주의사항
가래가 적은 건성 기침의 발작이 있을 때에는 본 처방이 좋으며, 발작시에 입이 마르거나 머리에 땀이 나고, 발작 전에 자꾸만 먹으려는 증상에는 마행감석탕(p.96)이 더 좋다.

처방해설
① 마황, 행인, 후박은 기관지평활근의 경련을 억제해서 기침를 진정시킨다.
② 소엽과 진피는 가래를 제거해주고, 소화흡수를 도우며, 기를 진정시킨다.
③ 시호는 염증을 억제하고, 진정, 진통의 효과가 있다. 정신적인 영향이 강한 천식발작, 기침에 사용하는 처방이다.

● 흉협고만(胸脇苦滿) 가슴과 옆구리가 그득하고 괴로운 증상.

십전대보탕

증.세.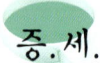

일반적인 증상

① 전신이 쇠약하다.

② 빈혈.

③ 자연발한.

④ 식욕이 없다.

⑤ 안색이 나쁘다.

⑥ 피부가 거칠다.

⑦ 식은땀.

⑧ 입이 마른다.

⑨ 한기.

⑩ 사지가 차다.

⑪ 설사.

- **복부** : 복벽이 연약하고, 하복부에 통증이 있다. 그러나 따뜻한 손으로 만지면 금세 나아진다.
- **맥박** : 가늘고, 약하며, 가라앉아 있다.
- **혀** : 크게 부어있고, 담백하며, 설태는 끼지 않는다.

적응증

병치레나 수술 후에 전신이 몹시 쇠약해져 빈혈이 있고, 위장기능이 약화되고, 입맛이 없으며, 입이 건조할 때 사용한다. 만성병, 산후의 체력회복, 암, 백혈병 등 중증 질환에 사용한다.

이밖에 병후의 체력저하, 피로권태, 식은땀, 수족냉증, 빈혈, 빈혈, 전신쇠약, 산후쇠약, 전신쇠약시의 저혈압증, 빈혈증, 신경쇠약, 위장허약, 위하수, 만성간염, 만성신염, 육아형성곤란, 자율신경실조증, 오랜 병후의 미열, 시력감퇴, 카리에스˚, 심장쇠약, 탈항, 백혈병, 암, 자궁출혈, 치루, 신결핵, 자궁암 등에 사용한다.

처.방.전.

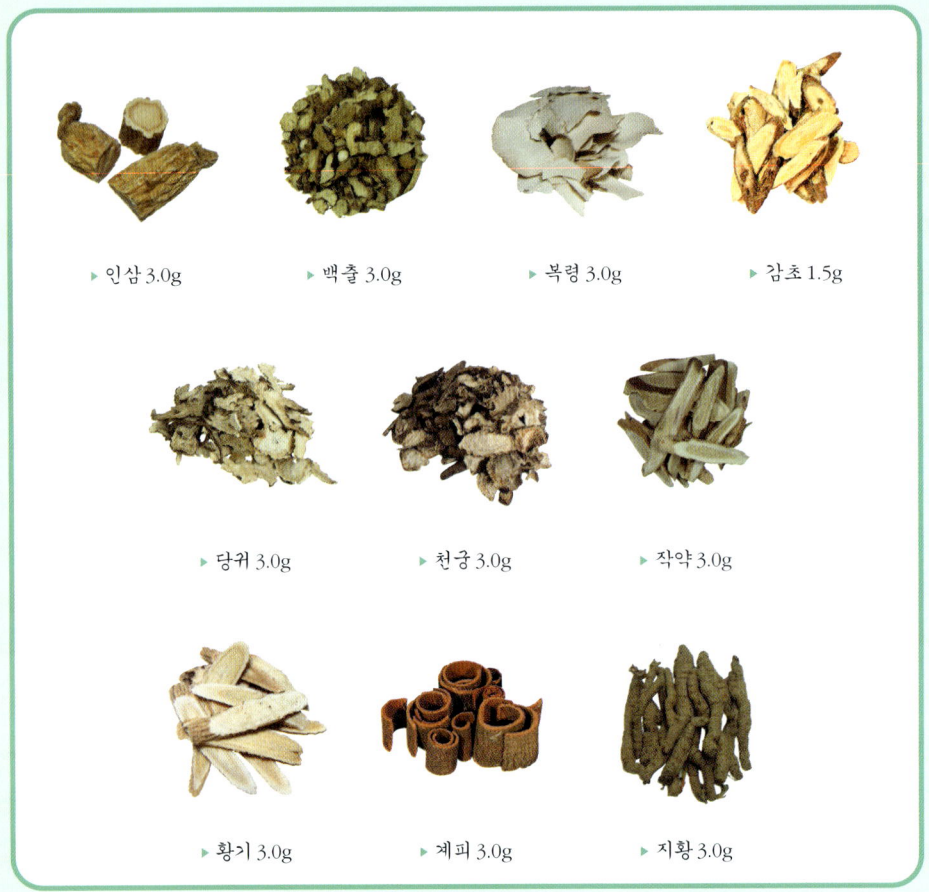

- 인삼 3.0g
- 백출 3.0g
- 복령 3.0g
- 감초 1.5g
- 당귀 3.0g
- 천궁 3.0g
- 작약 3.0g
- 황기 3.0g
- 계피 3.0g
- 지황 3.0g

사용법

앞의 처방을 하루 분으로 달여 식전 또는 식간에 하루 2, 3회로 나누어 복용한다.

주의사항

① 열이 높은 사람에게는 사용하지 못한다.
② 본 처방을 항암제와 병용하면 항암제의 부작용을 방지해준다. 암에 걸린 흰쥐를 이용한 실험에서 항암제인 마이트마이신 C를 주사하였더니 체중이 감소하고, 식욕을 잃었다. 그러나 본 처방을 함께 주사하였더니 부작용이 완화되었다.

처방해설

① 사군자탕(p.130)과 사물탕(p.134)을 합방한 것이 팔진탕이고, 여기에 다시 황기와 계피를 가미해서 기를 보하고 한증을 제거하는 효능을 강화한 것을 본 처방이다.

　사군자탕은 위장 기능의 쇠약으로 인한 식욕부진, 소화흡수력의 감퇴와 원기가 약해졌을 때 사용하는 '보기제(補氣劑)'로 신진대사와 전신의 기능을 촉진하여 면역능력을 증가시킨다. 사물탕은 피를 보혈하는 '보혈제(補血劑)'로 자양강장, 진정, 진경작용이 있다.

② 기혈, 음양, 표리(表裏), 내외(內外), 모든 허증을 크게 보강한다는 뜻에서 '십전대보탕'이라는 이름이 붙여졌다.

③ 본 처방은 고통을 완화하고, 마음을 진정시키는 연명효과(延命效果)가 있어 암이나 백혈병에 걸린 말기환자들에게 좋다. 항우울제나 진통제를 다량으로 사용하기 보다는 본 처방을 사용하여 체력과 기력을 회복하는 것이 바람직하다.

④ 본 처방은 수술 후 몸을 회복시키고, 체력을 보강하는 데 탁월한 효과가 있다.

● **카리에스(aries)** 뼈의 괴사. 건락성(乾酪性)괴사에 의한 골질(骨質)의 파괴현상.

안중산 安中散

증.세.

일반적인 증상

① 명치에 만성적인 통증이 있다.

② 가슴이 쓰리고, 시거나 쓴 액체를 토한다.

③ 구역질.

④ 트림.

⑤ 아랫배가 차고, 누르면 통증이 있다.

⑥ 신경질이 난다.

- **복부** : 배는 전체적으로 힘이 없고, 두들기면 꿀렁꿀렁 물이 고여 있는 소리가 난다. 배꼽 위를 누르면 두근거리고, 헛배가 부른다.
- **맥박** : 침체되어 힘이 없고, 무르다.
- **혀** : 엷고 흰 설태가 낀다.

적응증

약간 체력이 쇠약하면서 마른편의 사람으로 위통, 속쓰림, 더부룩한 느낌이 있고, 가끔 메스껍거나 구역질이 나고, 단 것을 좋아하며, 냉증, 신경질, 손발이 나른한 경우에 사용한다.

이밖에 위궤양, 위하수, 트림, 식욕부진, 구역질, 위아토니, 위장병, 위염, 위산과다증, 위·십이지장궤양, 신경성위통, 위하수, 유문협착(幽門狹窄), 입덧, 월경통, 임산부의 구토, 히스테리 등에 좋다.

처.방.전.

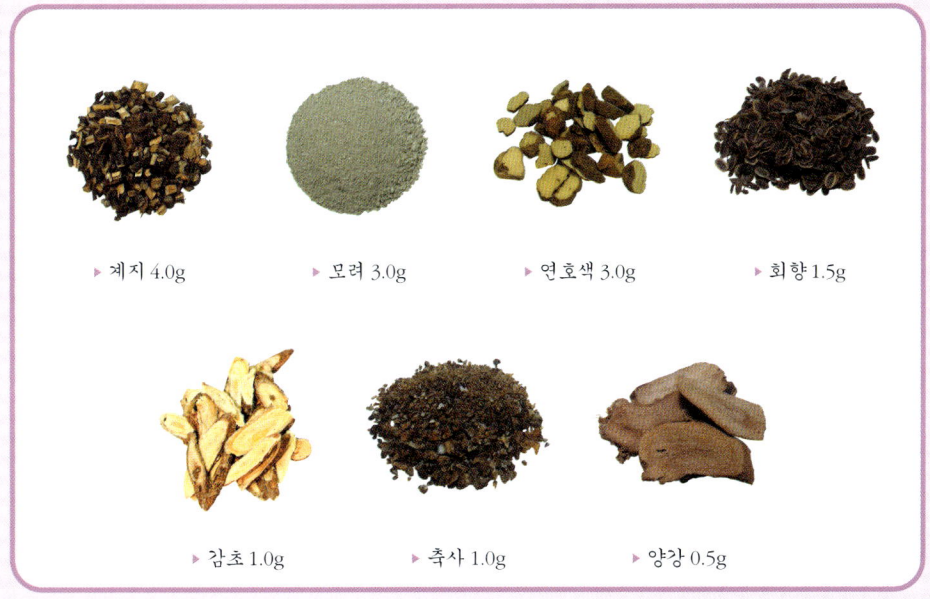

▶ 계지 4.0g　　▶ 모려 3.0g　　▶ 연호색 3.0g　　▶ 회향 1.5g
▶ 감초 1.0g　　▶ 축사 1.0g　　▶ 양강 0.5g

사용법
① 앞의 처방을 하루 분으로 달여서 복용한다.
② 맥주 등으로 위가 냉해져서 통증이 생기고 신물이 올라오며, 공복시에 통증이 심할 경우는 앞의 처방을 분말로 만들어 하루에 5~6g을 3회로 나누어 복용한다.
③ 엑기스제일 경우에는 하루 6.0g을 온탕에 녹여 그대로 마신다.

주의사항
① 위의 통증이 심하거나 복통이 심할 때에는 작약감초탕(p.210)을 병용한다.
② 본 처방을 장기간 복용할 때에는 시호계지탕(p.154), 소시호탕(p.146)을 병용한다.

처방해설
① 계지, 회향, 축사, 양강에는 건위작용(健胃作用)이 있다.
② 연호색과 감초에는 진통, 진경작용이 있고, 모려에는 수렴, 진정, 제산작용 등이 있다.

억간산 抑肝散

증.세.

일반적인 증상

① 초조함과 신경과민으로 흥분하기 쉽고, 화를 잘 낸다.
② 불면증.
③ 눈꺼풀, 얼굴, 손발에 경련 또는 떨림, 어린이 경기.
④ 피부에 윤기가 없다.
⑤ 두통, 현기증.
⑥ 기운이 없고, 쉽게 피로해진다.
⑦ 입맛이 없다.
⑧ 동계.
⑨ 손발이 저리다.

- **복부** : 복직근의 긴장되어 있는데, 특히 왼쪽이 심하다.
- **맥박** : 현을 당기는 것처럼 가늘고, 부드럽다.
- **혀** : 혀의 색은 붉고, 백태가 낀다.

적응증

본래는 어린이 경기에 사용했던 처방인데, 감기 기운이 있고, 신경이 예민해져 초조하고 흥분되어 잠을 잘 수 없는 경우에 널리 사용하며, 어린이가 밤에 우는 증세, 짜증, 경기, 간질, 이갈기, 불면증, 신경증 등에 응용한다.

이밖에 불면증, 파킨슨병, 자율신경실조증, 갱년기 증후군, 히스테리 등에 좋다.

처.방.전.

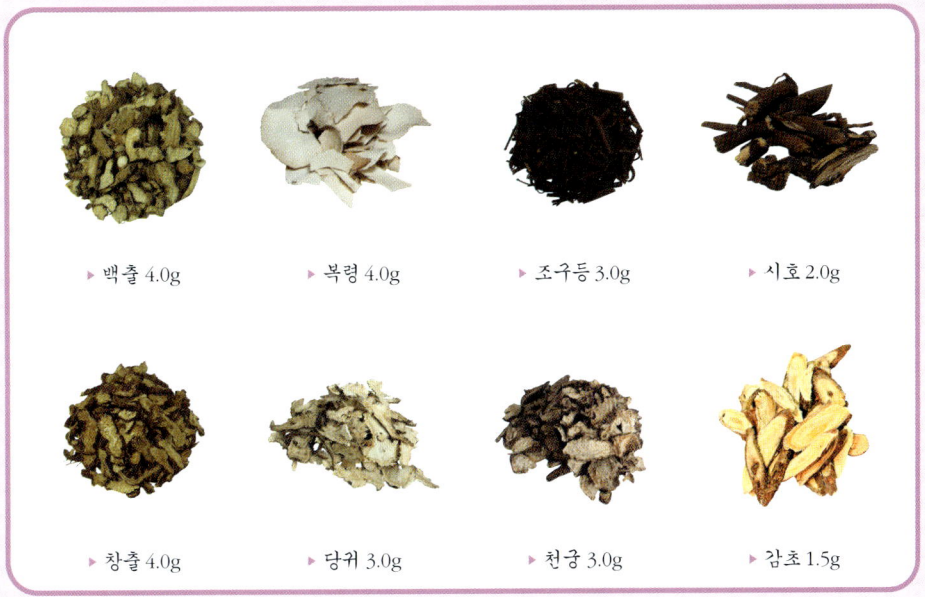

▶ 백출 4.0g ▶ 복령 4.0g ▶ 조구등 3.0g ▶ 시호 2.0g
▶ 창출 4.0g ▶ 당귀 3.0g ▶ 천궁 3.0g ▶ 감초 1.5g

사용법

앞의 처방을 하루 분으로 달여 식전 또는 식간에 하루 2, 3회로 나누어 복용한다.

주의사항 및 처방해설

① 본 처방은 간기의 흥분을 억제하는 작용이 있어 '억간산' 이라고 부르며, 뇌신경의 자극을 진정시켜 준다.
② 조구등은 간질의 발작을 억제하고, 중추의 진정, 혈압강하작용이 있다.
③ 시호와 감초는 진정, 진경, 진통작용이 있고, 자율신경을 조정한다.
④ 당귀는 자양강장, 혈행촉진을 한다.
⑤ 천궁은 두통에 효과가 있고, 피의 흐름을 촉진한다.
⑥ 백출, 창출, 복령은 진정, 이뇨작용을 하고, 감초와 함께 소화흡수를 촉진한다.

영감강미신하인탕

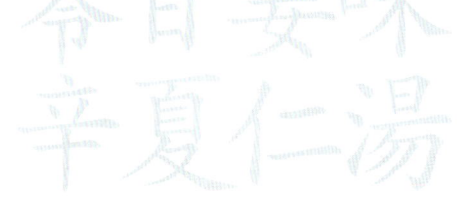

증.세.

일반적인 증상

① 묽은 가래가 많이 나오는 기침.
② 천명.
③ 재채기, 묽은 콧물.
④ 위장 허약.
⑤ 열이나 두통 등의 표증이 없다.
⑥ 부종 특히 얼굴이 잘 붓는다.
⑦ 빈혈.
⑧ 전신권태.
⑨ 동계.
⑩ 숨이 찬다.
⑪ 냉증으로 체력 저하.

- **복부** : 복벽이 연약하고, 배에서 꿀렁거리는 소리가 난다.
- **맥박** : 가라앉고, 약하다.
- **혀** : 축축하고, 백태가 낀다.

적응증

묽은 가래와 콧물이 나오고, 부종이 있으며, 가슴이 두근거리면서 숨이 찬 증세에 사용한다. 냉증으로 체력이 떨어지고, 열이나 두통 등의 표증이 없는 경우, 감기가 만성화된 사람에게 사용하며 천식, 알레르기성 비염, 기관지염, 신장병 등에 응용한다.

이밖에 빈혈, 심장쇠약, 신장병, 폐기종, 부종, 폐확장증, 복수, 네프로제, 만성신염, 위축신, 복막염, 삼출성흉막염, 폐수종, 심장성천식, 백일해, 각기 등에 좋다.

처.방.전.

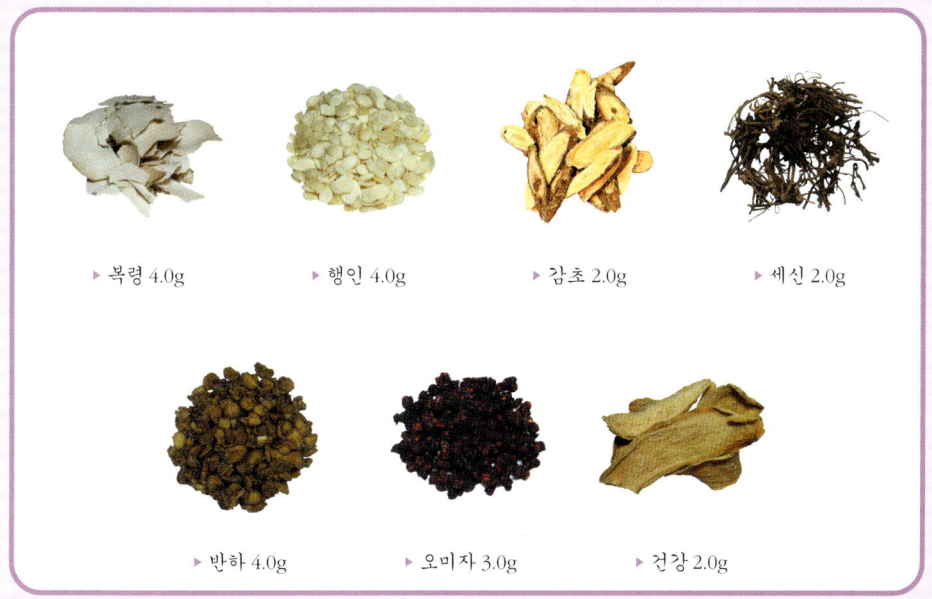

▶ 복령 4.0g　　▶ 행인 4.0g　　▶ 감초 2.0g　　▶ 세신 2.0g

▶ 반하 4.0g　　▶ 오미자 3.0g　　▶ 건강 2.0g

사용법
앞의 처방을 하루 분으로 달여 식전 또는 식간에 하루 2, 3회로 나누어 복용한다.

주의사항 및 처방해설
① 본 처방은 몸을 보온하고, 배설을 촉진하는 효과가 있어 체력이 약하고 천명, 기침, 묽은 가래와 콧물이 나오며, 부종이 있으나 열이 나지 않은 경우에 사용한다.
② 소청룡탕(p.150)에서 마황, 계지, 작약을 빼고 복령, 행인을 가미한 것이다.
③ 건강과 세신은 피의 흐름을 좋게 해서 냉증을 제거한다.
④ 감초는 기관지 근육의 경련을 제거한다.
⑤ 반하, 오미자, 세신, 행인은 진해, 거담작용이 있다.

영강출감탕

苓姜朮甘湯

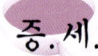 증.세.

일반적인 증상

① 하지가 몹시 차고, 통증을 수반한다.

② 허리가 무겁고, 아프다.

③ 소변이 자주 마렵고, 양이 많다. 이때 소변의 색은 흐리다.

④ 하반신이 부석부석하다.

⑤ 구갈은 없다.

⑥ 전신권태.

⑦ 군침이 많이 나온다.

⑧ 대하, 묽은 백대하.

- **복부** : 복벽이 연약하고, 명치를 만지면 심하게 두근거린다.
- **맥박** : 가라앉고, 가늘며 미약하다.
- **혀** : 매끄럽고, 설태는 끼지 않는다.

적응증

얼음물 속에 앉아 있는 것처럼 하체가 시리고, 천금을 짊어진 것처럼 허리가 무겁고 시리며, 소변의 양이 많은 사람에게 사용한다.

이밖에 요통, 야뇨증, 전신권태, 두통, 냉감, 좌골신경통, 유뇨(遺尿), 대하, 임신부종, 백색대하, 습진, 궤양, 누공(부스럼의 구멍), 각위약증(脚萎弱症) 등에 좋다.

처.방.전.

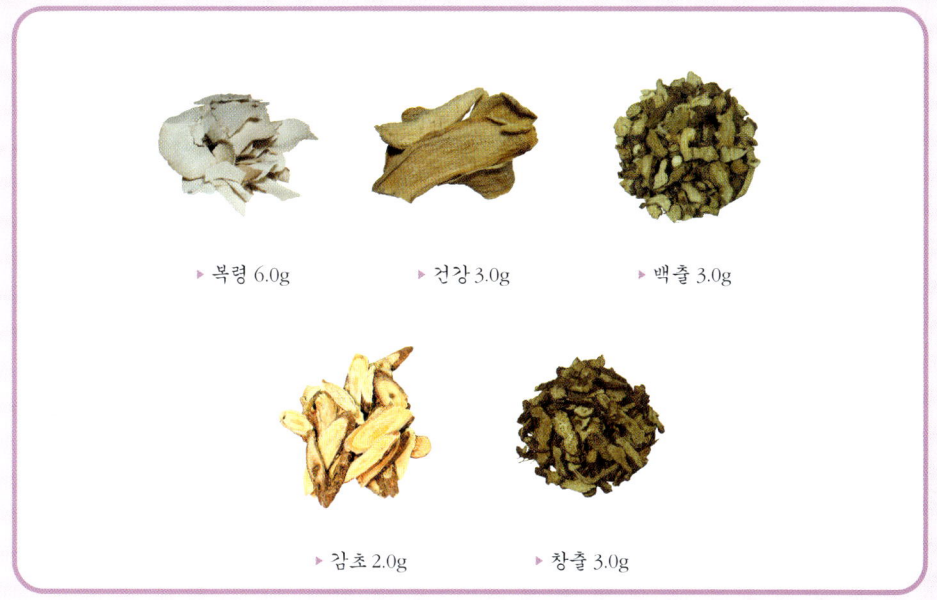

▶ 복령 6.0g　▶ 건강 3.0g　▶ 백출 3.0g
▶ 감초 2.0g　▶ 창출 3.0g

사용법

앞의 처방을 하루 분으로 달여 식전 또는 식간에 하루 2, 3회로 나누어 복용한다.

주의사항

본 처방은 영계출감탕(p.172)의 계지를 건강으로 바꾼 것으로 상충 증상이 없고, 냉증과 수독이 하반신에 모여 있는 상태에 사용한다.

처방해설

① 백출, 창출, 복령은 이수제로 조직의 수분을 제거한다.
② 건강은 하부 혈관을 확장해서 피의 흐름을 촉진하고, 이수효과를 강화한다.
③ 감초는 건강의 자극을 완화하고, 근육의 경련성 동통을 완화시켜 준다.

영계출감탕

苓桂朮甘湯

증세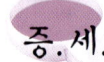

일반적인 증상

① 현기증, 일어설 때 어지럽다.

② 상기증.

③ 동계.

④ 피로.

⑤ 신경과민.

⑥ 소변의 양은 적지만, 횟수는 많아진다.

⑦ 저혈압 또는 고혈압.

⑧ 부종.

⑨ 이명.

⑩ 발이 차다.

⑪ 기침, 하얀 가래가 많이 나온다.

⑫ 눈꺼풀이 붓고, 눈물이 나온다.

⑬ 두통, 머리에 모자를 쓴 느낌.

⑭ 숨이 차다.

- **복부** : 복벽이 연약하고, 배에서 꿀렁거리는 소리가 난다. 때로는 팽만하고, 배꼽 부위가 두근거리다.

- **맥박** : 가라앉고, 긴장되어 있다.

- **혀** : 혀의 색은 담홍색이고, 부어있다. 축축한 백태가 낀다.

적응증

현기증, 상기증, 두통, 숨참, 동계 등의 증상이 있고, 발이 차고, 소변의 양이 적으며, 머리에 무엇이 덮여 있는 것 같이 답답함이 느껴지는 증상이 있을 때 사용한다.

얼굴이 약간 붉어지고, 두통과 빈혈이 있으며, 배뇨의 횟수는 많으나 소변의 양은 적은 경우, 신경성심계항진, 신경증, 충혈, 이명, 불면증, 심장쇠약, 신장병, 심장변막증, 신경쇠약, 신장질환, 심부전, 가성근시, 만성축성시신경염, 각막건조증, 간질, 안구진탕증, 고혈압, 천식, 탈모증, 무좀, 기립성실조증, 신경순환무력증, 자율신경실조증, 편두통, 멀미, 저혈압, 만성위염, 만성기관지염, 삼출성중이염 등에 좋다.

처.방.전.

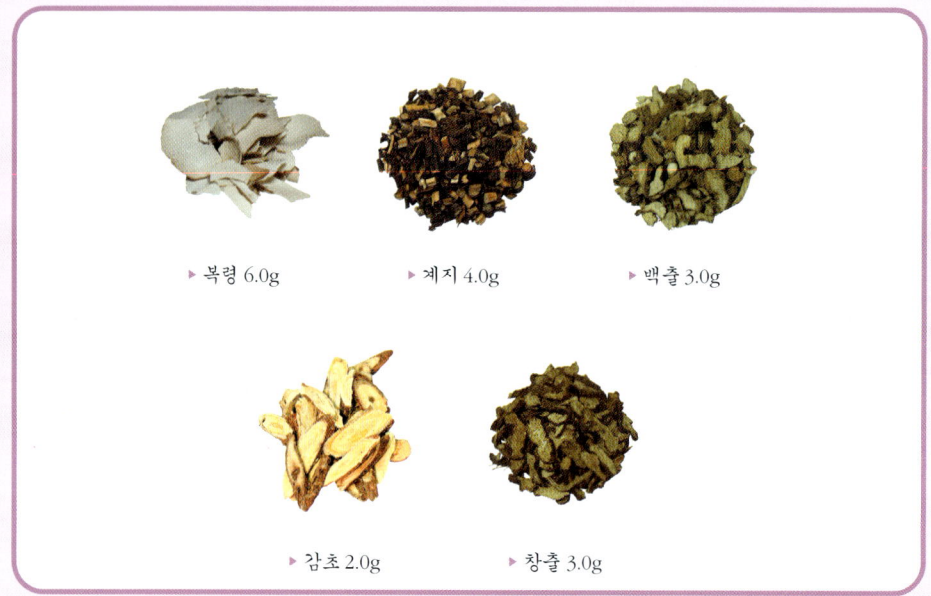

▶ 복령 6.0g   ▶ 계지 4.0g   ▶ 백출 3.0g

▶ 감초 2.0g   ▶ 창출 3.0g

사용법
앞의 처방을 하루 분으로 달여 식전 또는 식간에 하루 2, 3회로 나누어 복용한다.

주의사항
① 본 처방과 같은 증상이 있고, 하복부통이나 월경불순 등의 어혈 증상이 추가되는 경우에는 당귀작약산(p.76)을 사용한다.
② 현기증, 동계, 두통, 소변의 양 감소, 위내정수가 있는 사람이라도 구갈이 심하고, 구토나 설사가 있을 때에는 오령산(p.176)을 사용한다.
③ 현기증, 휘청거림, 동계가 있고, 사지가 차며, 피로권태감이 심해 체력이 쇠약해진 경우에는 진무탕(p.218)을 사용한다.

처방해설
① 본 처방은 상반신에 정체된 수분을 제거하는 약이다.
② 현기증, 기립성신체동요(일어설 때 어지러움), 동계, 숨참, 상기증, 두통, 신경과민으로 소

변의 양이 적고, 위내정수가 있으며, 맥이 가라앉고, 긴장되어 있으면 어떠한 질병이든 본 처방을 사용할 수 있다.

③ 복령, 백출, 창출은 건비이수제(健脾利水劑)로 소화기관이나 조직에 있는 잉여수분(剩餘水分)을 혈액 속으로 끌어들여 신장으로 배출시킨다.

④ 계지는 혈관을 확장해서 피의 흐름을 돕고, 특히 뇌의 순환을 촉진한다. 또한 위장의 흡수를 강화해 진해, 거담, 이뇨작용을 한다.

⑤ 감초는 다른 약재의 효능을 조화롭게 하고, 소화된 음식물의 흡수를 돕는다.

■■■ 건강상식 2 ■■■

땀띠를 제거하는 수박

무더운 여름에 먹는 수박 한 쪽은 갈증을 말끔히 해소시켜 주기에 충분하다. 그런데 모두 수박을 맛있게 먹고 나면 수박껍질은 모아서 버리기 바쁘다. 사실 수박껍질은 수박의 달콤한 과즙보다 더 우리에게 큰 도움을 주는데도 말이다.

수박껍질은 땀띠를 없애 주는데 특효이다. 만약 아이가 땀띠 때문에 몸을 긁어 붉게 부풀어 오르면 수박껍질로 가려운 곳을 문질러 주면 된다. 그리고 수박껍질이 마르면 칼로 한 층 잘라내고 다시 문질러 주면 된다. 이 방법으로 2, 3번 반복하면 땀띠로 인한 가려움이 없어지고, 피부도 깨끗하게 재생된다.

오령산 五苓散

증세

일반적인 증상

① 구갈.

② 소변의 양과 배뇨횟수 감소, 단백뇨.

③ 구토, 메스꺼움, 수역˚.

④ 심한 두통, 편두통으로 현기증을 수반하는 경우가 많다.

⑤ 뇌압의 항진, 수막의 한국성부종(限局性浮腫) 등으로 인한 두통, 부종, 현기증.

⑥ 물같은 설사.

⑦ 발열.

⑧ 녹내장.

⑨ 소갈˚˚.

⑩ 복통.

- **복부** : 배는 힘이 없고, 물이 꿀렁거리는 소리가 나며, 배꼽 아래에 동계가 있고, 상복벽이 약간 부르다.
- **맥박** : 떠 있고, 매끄럽다.
- **혀** : 엷은 백태가 낀다.

적응증

목에 갈증이 생기고, 소변의 양이 적어지는 경우에 사용하는 한방약으로 구토, 설사, 부종, 두통 등의 증상 가운데에서 하나에만 해당되어도 사용할 수 있으며 급성위장염, 신장병, 더위로 인한 식체 등에 응용한다.

구갈, 요량감소가 있는 부종, 숙취, 위염, 장염, 설사, 구역질, 구토, 현기증, 위내정수, 두통, 요독증, 서체(暑滯: 더위로 식체가 생기는 것), 당뇨병에 사용한다.

이밖에 자동차의 충돌로 인한 목디스크, 위하수, 멀미, 신우염, 편두통, 녹내장, 삼차신경통(三叉神經痛), 간질, 음낭수종, 담석증, 간염, 누랑염, 결막염, 한냉성두드러기, 복수 등에 좋다.

- **수역(水逆)** 목이 말라 물을 마시고자 하면서도 물을 마시면 곧 토해 버리는 병.
- **소갈(消渴)** 갈증으로 물을 많이 마시고, 음식을 많이 먹으나, 몸은 여위고 오줌의 양이 많아지는 병.

처.방.전.

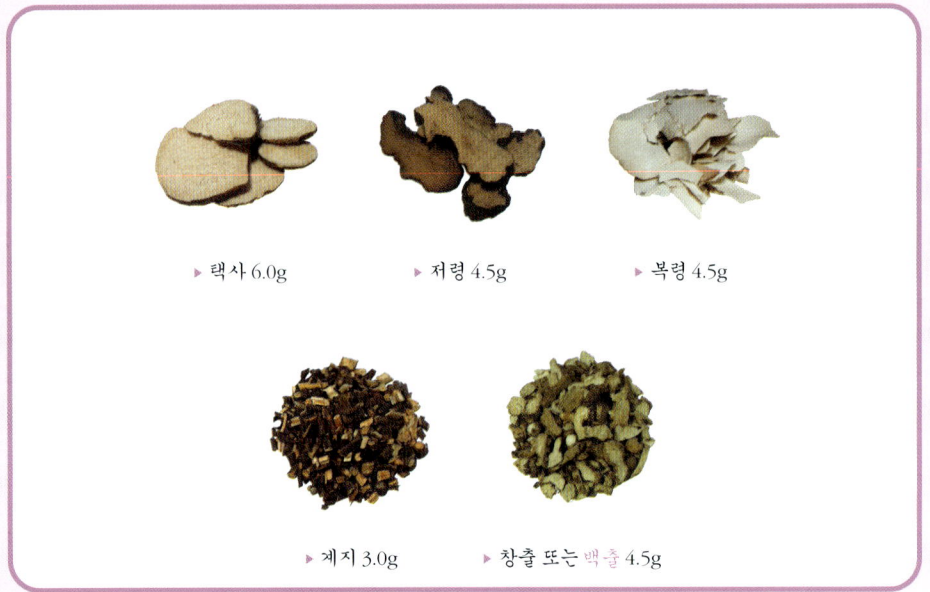

▶ 택사 6.0g　▶ 저령 4.5g　▶ 복령 4.5g

▶ 계지 3.0g　▶ 창출 또는 백출 4.5g

① 앞의 처방을 하루 분으로 달여 식전 또는 식간에 하루 2, 3회 나누어 복용한다.
② 소아의 자가중독증으로 구토가 심한 경우에는 본 처방을 항문에 주입해도 효과가 있다. 조금이라도 삼킬 수 있을 때에는 차게 식혀서 조금씩 마시게 한다.

주의사항

① 구갈, 요량 감소에 수분편재(水分偏在: 구토, 설사, 부종, 편두통)의 증상이 있고, 위내정수이면서 맥박이 떠 있으면, 병명에 상관없이 어떤 증상이라도 본 처방을 사용할 수 있다.
② 묽은 설사가 나와도 배가 무지근 할 때에는 사용하지 않는다.

처방해설

① 저령은 조직액(組織液)을 혈액 속으로 이동시켜 소변으로 내보내는 이뇨, 항지방간작용을 한다.
② 택사는 이뇨, 콜레스테롤혈증 개선, 혈액응고억제작용을 한다.
③ 복령은 이뇨, 혈액응고억제, 혈당강하, 항위궤양작용을 하고, 앞의 저령, 택사와 협

력해서 이뇨효과를 높여준다.

④ 백출은 이뇨, 혈당강하, 항염증작용이 있고, 위장의 기능을 도우며, 과잉수분의 흡수를 촉진한다.

⑤ 계지는 발열, 오한, 두통 등의 증상을 치료하고, 피의 흐름을 촉진하며, 신장과 방광의 기능을 회복시켜 이뇨작용을 촉진시킨다.

⑥ 한기나 미열 등의 증상이 없을 때에는 오령산에서 계지를 뺀 사령탕(p.132)을 사용해도 좋다.

오호탕

五虎湯

증.세.

일반적인 증상

① 심한 기침.

② 발한.

③ 갈증.

④ 오한이나 발열은 없다.

⑤ 구갈.

⑥ 비만.

- **복부** : 복벽은 보통이고, 증세가 일정하지 않다.
- **맥박** : 매끄럽고, 자주 뛴다.
- **혀** : 노란 설태가 낀다.

적응증

비교적 체력이 있거나 비만인 사람이 기침이 몹시 나고, 천명이 나며, 땀이 나서 갈증을 호소할 때에 사용한다. 특히 물을 많이 마시고 갈증이 자주 나는 사람의 심한 기침에 좋다.

이밖에 기침, 천식, 기관지염 등에 사용한다.

처.방.전.

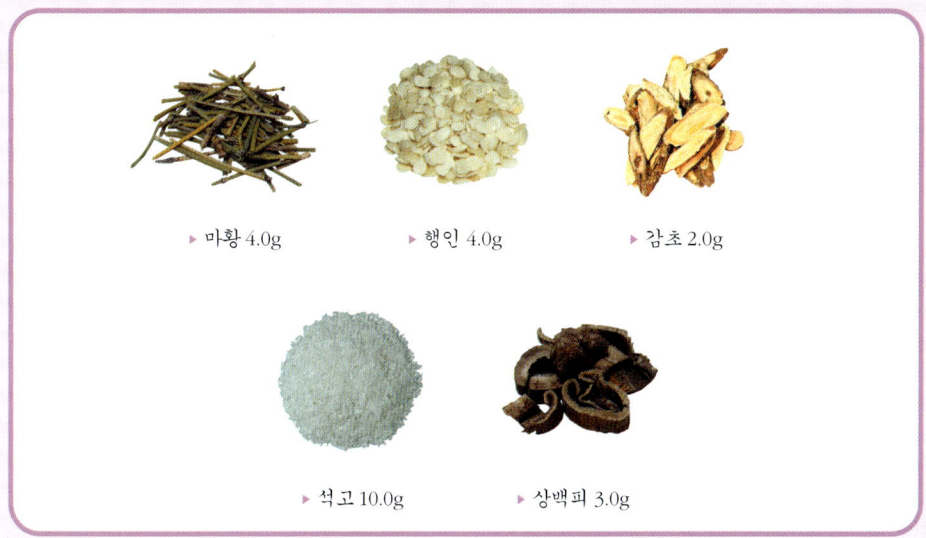

▶ 마황 4.0g　▶ 행인 4.0g　▶ 감초 2.0g
▶ 석고 10.0g　▶ 상백피 3.0g

사용법
앞의 처방을 하루 분으로 달여 식전 또는 식간에 하루 2, 3회로 나누어 복용한다.

주의사항
가래가 많이 끓는 기침에는 이진탕(p.196)을 가미하면 더욱 좋다.

처방해설
① 마황은 열이 있으면 발한, 해열작용을 해서 기관지근의 경련을 진정시켜 주고, 기침이나 호흡곤란을 완화시켜 준다.
② 행인은 기도를 습윤하게 해주고, 진해작용을 한다.
③ 석고는 강력한 해열, 소염작용이 있어 염증을 제거해 준다.
④ 감초는 소염, 해독작용이 있고, 거담효과가 있다.
⑤ 상백피는 소염, 진해작용이 있어 목이 아프거나 기침이 심할 때에 좋다.
⑥ 《상한론》에는 앞의 처방에 다엽, 생강, 파뿌리를 가미해서 달인 후, 뜨거울 때 복용하라고 기록되어 있다.

온청음
溫淸飮

증.세.

일반적인 증상

① 피부가 거칠다.

② 출혈.

③ 점막(입 속, 음부 등)에 궤양이 생기기 쉽다.

④ 현기증.

⑤ 정신불안.

⑥ 흥분.

- 복부 : 갈비뼈와 복직근(腹直筋)이 긴장되고, 저항감이 있다.
- 맥박 : 일정하지 않다.
- 혀 : 일정하지 않다.

적응증

보통 체급의 사람이 피부가 거칠고 윤기가 없으며 현기증, 손발의 달아오름, 출혈, 구내염, 피부질환 등에 널리 이용된다.

이밖에 피부의 윤기가 없어지고 현기증이 나는 월경불순, 월경곤란, 혈맥증, 갱년기장애, 신경증, 아토피성피부염, 습진, 두드러기, 여드름, 건선(乾癬), 기미, 흑피증, 혈뇨(血尿), 코피, 객혈(喀血), 자궁출혈, 구내염, 고혈압, 간장애, 각종 알레르기, 장척농포증 등에 사용한다.

처.방.전.

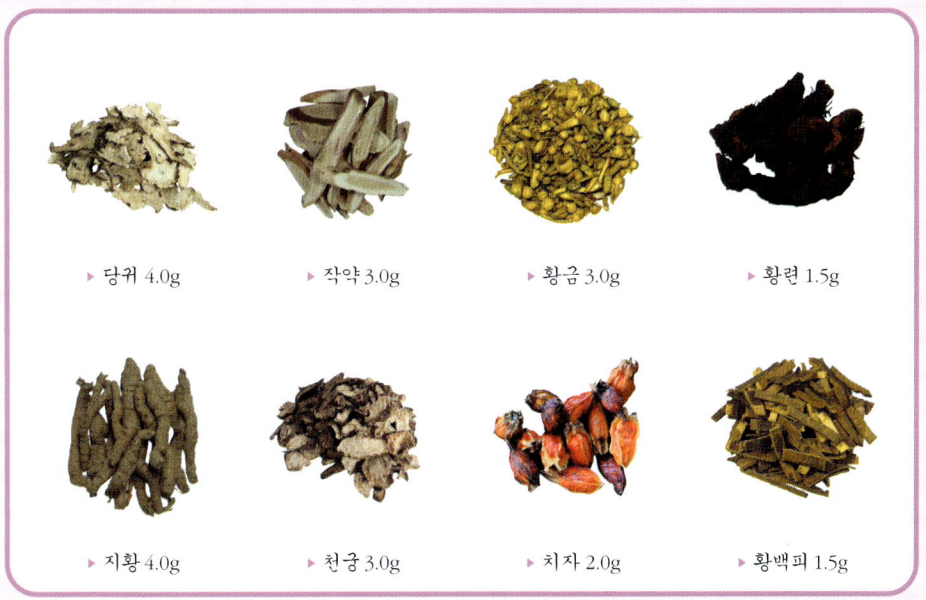

- 당귀 4.0g
- 작약 3.0g
- 황금 3.0g
- 황련 1.5g
- 지황 4.0g
- 천궁 3.0g
- 치자 2.0g
- 황백피 1.5g

사용법
앞의 처방을 하루 분으로 달여서 복용한다.

주의사항 및
만성질환에 많이 사용되지만, 급성질환에는 사용하지 않는다.

처방해설
① 온청음은 사물탕(p.134)과 황련해독탕(p.240)의 복합처방이다. 사물탕은 몸을 따뜻하게 해주고 혈액순환을 도우며, 황련해독탕은 열을 식혀 주는 청열작용(淸熱作用)이 있어 양자는 서로 어울려서 어혈(瘀血)을 제거해 주므로 이를 합하여 '온청음' 이라는 이름이 붙여진 것이다.

② 장적농포증에 탁월한 효과가 있다.

오수유탕 吳茱萸湯

증.세.

일반적인 증상

① 발작성 두통, 구토.
② 손과 발이 차고, 추위를 몹시 탄다.
③ 군침을 흘린다.
④ 위 부위에 중압감이 있고, 누르면 구역질이 난다.
⑤ 딸꾹질.
⑥ 현기증.
⑦ 어깨와 뒷목이 결린다.
⑧ 죽을 것만 같이 불안하다.
- 복부 : 명치에 팽만감이 있고, 막힌 느낌이 들며, 두들기면 소리가 난다.
- 맥박 : 가라앉고, 느리다.
- 혀 : 담백하고, 습하며, 백태가 낀다.

적응증

비교적 체력이 약하고 체질적으로 몸이 냉한 사람이 심한 두통을 호소하면서 목과 어깨가 결리고 구토를 수반하는 경우에 사용하며, 만성적인 두통, 편두통, 딸꾹질, 간질 등에 응용한다.

이밖에 식중독, 위산과다증, 요독증, 자간(子癇), 각기, 위하수, 위아토니, 약물중독, 현기증, 일사병, 구토 등에 좋다.

처.방.전.

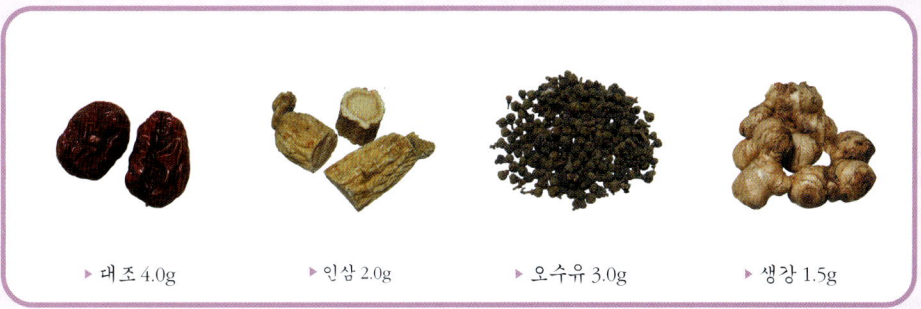

▶ 대조 4.0g ▶ 인삼 2.0g ▶ 오수유 3.0g ▶ 생강 1.5g

사용법
앞의 처방을 하루 분으로 달여 식전 또는 식간에 하루 2, 3회로 나누어 복용한다.

주의사항
딸꾹질 때문에 본 처방을 사용할 때에는 체력, 위장의 상태에 관계없이 사용해도 좋다.

처방해설
① 오수유와 생강은 소화기의 냉증을 따뜻하게 해주고, 구역질을 멈추게 하며, 구토와 상복부의 통증을 치료한다.
② 인삼과 대조는 소화흡수를 돕고, 몸의 기능을 전체적으로 개선시켜 준다.

월비가출탕 越婢加朮湯

증세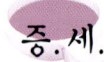

일반적인 증상

① 부종.
② 자연발한(自然發汗).
③ 입이 마른다.
④ 소변 양의 감소.
⑤ 습진, 눈물, 눈곱 등 분비물이 많아진다.
⑥ 기침.
⑦ 관절의 종장(腫張), 동통(疼痛), 무릎에 힘이 없어 쓰러질 것 같다.
⑧ 식욕이 감소하지 않는다.
- 복부 : 복벽은 비교적 힘이 있다.
- 맥박 : 가라앉고, 긴장되어 있다.
- 혀 : 일정하지 않다.

적응증

체중이 중급 이상으로서 냉증과 부종이 있고, 땀과 같은 분비물이 많지만, 소변이 잘 나오지 않는 증세, 입이 마르며, 사지의 관절이 붓고 통증이 있거나 기침, 천식이 있는 경우에 사용하며 신염, 네프로제, 습진 등에도 응용한다.

이밖에 부종과 발한이 있고, 소변의 양이 감소되거나, 신염, 각기, 관절 류머티즘, 야뇨증, 습진, 결막염, 무좀, 하퇴정맥류, 황달, 군살, 하지마비 등에 잘 듣는다.

처.방.전.

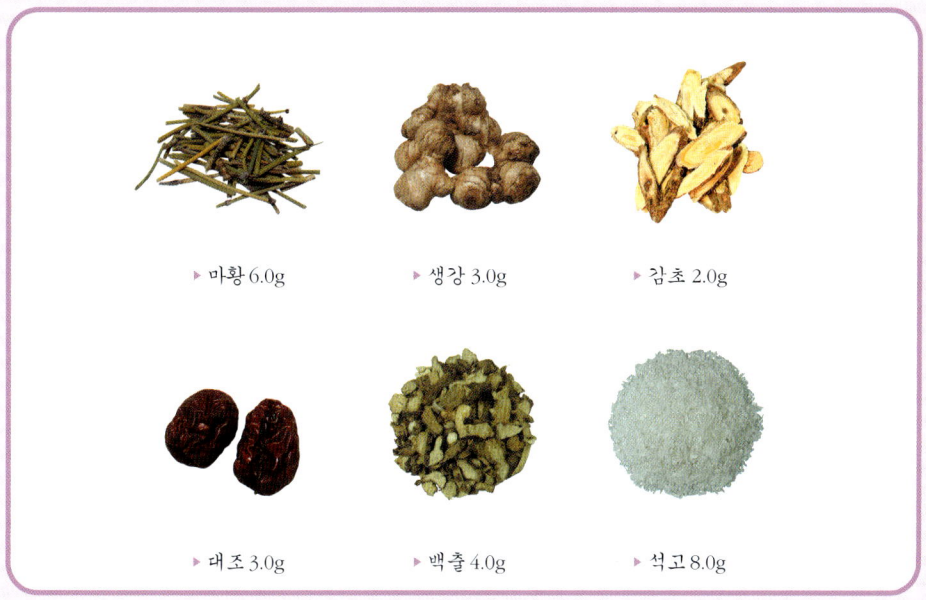

- 마황 6.0g
- 생강 3.0g
- 감초 2.0g
- 대조 3.0g
- 백출 4.0g
- 석고 8.0g

사용법
앞의 처방을 하루 분으로 달여서 복용한다.

주의사항
① 두통이나 오한 등의 감기증상에는 사용하지 않는다.
② 임산부, 허약한 사람, 고령자, 위장이 약한 사람, 협심증, 심근경색이 있는 경우에는 사용하지 않는다.

처방해설
① 마황과 석고는 발한을 멈추게 하는데, 특히 석고에는 강력한 해열, 소염, 갈증을 없애 주는 효과가 있다.
② 마황과 백출은 이뇨작용을 하고, 손발의 관절통을 멈추게 해준다.
③ 대조, 감초, 생강은 다른 약재의 효능을 조화시킨다.

육미환
六味丸

증.세.

일반적인 증상

① 피로.
② 하반신이 저리다.
③ 잔뇨감, 오줌의 양이 많아지거나 또는 감소, 밤에 자주 마렵다.
④ 요통.
⑤ 임포텐츠.
⑥ 사고력 저하, 머리가 멍하다.
⑦ 현기증.
⑧ 저녁에 목마름이 심하다.
⑨ 신체의 열감, 손과 발이 달아오른다.
⑩ 식은땀.
⑪ 이가 흔들린다.
⑫ 시력감퇴.
⑬ 허리 또는 무릎이 나른하다.
⑭ 식욕은 양호한 편이다.
⑮ 난청, 귀에서 소리가 난다.
⑯ 설사는 하지 않는다.

- **복부** : 상복부에 비해서 하복부가 연약하고, 배꼽 아래가 거북하다.
- **맥박** : 가늘고, 자주 뛴다.

■ 혀 : 홍색 또는 암혹색이고, 건조하며, 설태는 적거나 없다.

적응증

체력이 점차 저하되고 하체가 저리며, 배뇨에 이상 증상이 있는 경우에 사용한다.

  이밖에 구갈이 있는 빈뇨, 부종, 가려움증, 요통, 안정피로, 시력감퇴, 당뇨병, 만성신염, 위축신, 야뇨증, 강피증(强皮症), 아토피성피부염, 자율신경실조증, 고혈압증, 동맥경화증, 갑상선기능항진증, 폐결핵, 만성요로감염증, 기관지 천식, 월경이상, 소아·유아의 발육부진, 기능발달불량, 부종, 피부가려움증, 이명, 임포텐츠, 성적신경쇠약, 약시, 신경쇠약, 치조농루 등에 사용한다.

처.방.전.

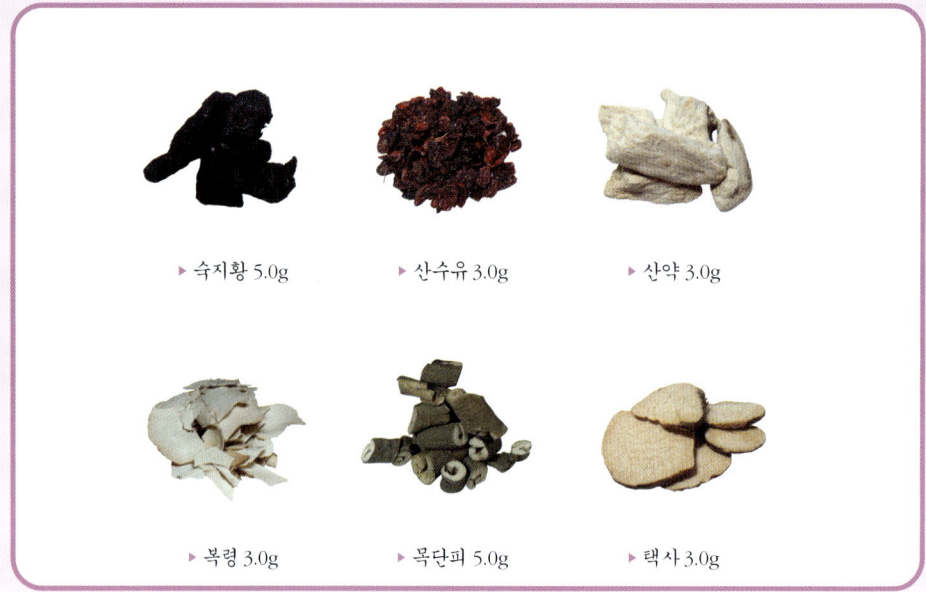

▶ 숙지황 5.0g   ▶ 산수유 3.0g   ▶ 산약 3.0g
▶ 복령 3.0g   ▶ 목단피 5.0g   ▶ 택사 3.0g

사용법

① 앞의 처방을 하루 분으로 달여 공복시에 하루 3회로 나누어 복용한다.
② 환약으로 만들 때에는 앞의 처방을 하루 분으로 분말로 만들고 벌꿀로 반죽해서 녹두알 크기로 환을 지어 하루 3회, 한 번에 6.0g 정도씩 매회 공복시에 소금물과 함께 복용한다.

주의사항

중국에서는 본 처방을 기본으로 해서 지모와 황백을 가미한 지백지황환, 국화와 구기자를 가미한 기국지황환등이 널리 사용되고 있다.

　지백지황환은 번열(달아오르는 것), 상기증, 열감, 구갈 고혈압, 당뇨병, 만성신염, 만성간염, 만성요로감염증, 자율신경실조증 등에 사용한다.

　기국지황환은 눈의 이상(흐리다, 어둡다, 부시다, 건조하다, 통증이 있다, 시력이 저하되었다), 두통 등에 사용하며 주심성망막염, 시신경위축, 구후시신경염, 고혈압증, 자율신경실조증 등에 응용한다.

처방해설

① 본 처방을 만드는데 필요한 6종류의 생약 가운데, 숙지황, 산수유, 산약은 체력을 보강하는 약재로 '삼보(三補)'라고 하고, 목단피, 복령, 택사는 열을 풀고 수분을 배출한다고 하여 '삼사(三瀉)'라고 한다. 본 처방은 보(補)와 사(瀉)의 조화가 잘 이루어져 있다.

② 삼보의 생약은 단백, 전분, 지방, 비타민 등을 함유해서 몸에 영양이 골고루 가게 하고 자윤한다.

③ 숙지황은 강심, 항알레르기작용을 한다.

④ 산약은 소화된 음식물의 흡수를 강화하고, 설사를 막아준다.

⑤ 목단피는 진정, 해열, 항균작용이 있고, 피의 흐름을 촉진해서 어혈을 제거해 준다.

⑥ 택사는 신화를 식혀 주고, 콜레스테롤의 상승을 억제하며, 소염, 항균, 이뇨작용을 한다.

⑦ 복령은 이뇨, 진정작용이 있다.

⑧ 산수유는 항균, 소염, 화학요법이나 방사선 치료로 인해 감소한 백혈구를 회복시켜 준다.

을자탕 乙字湯

증.세.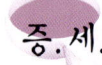

일반적인 증상

① 치질.

② 변비.

③ 탈항 또는 음부의 통증, 가려움증, 동통.

④ 신경과민.

- 복부 : 명치에서 양쪽 갈비뼈 끝부분까지 무겁고, 답답하며, 저항압통이 있다. 가슴과 옆구리가 결린다.
- 맥박 : 일정하지 않다.
- 혀 : 일정하지 않다.

적응증

체력이 보통인 사람이 치질이 있어 통증, 출혈, 가려움증이 있으며, 변비가 있는 증상에 많이 사용한다.

이밖에 치핵, 탈항, 항문출혈(肛門出血), 항문열상(肛門裂傷), 여성의 음부가려움증, 피부병의 내공(內攻)에 따른 신경증 등에 사용한다.

처.방.전.

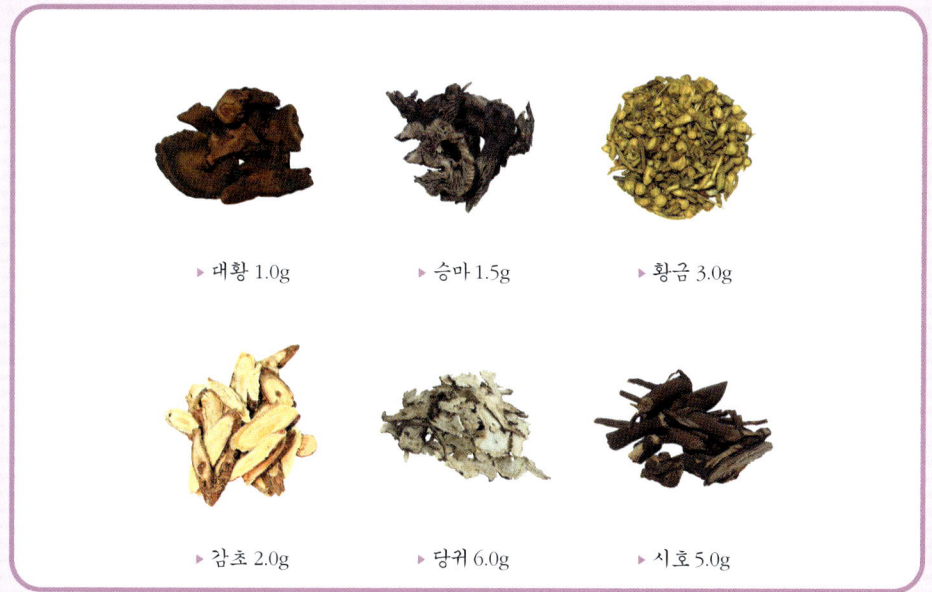

▶ 대황 1.0g ▶ 승마 1.5g ▶ 황금 3.0g
▶ 감초 2.0g ▶ 당귀 6.0g ▶ 시호 5.0g

사용법
이 처방을 하루 분으로 달여 식전 또는 식간으로 하루 2, 3회로 나누어 복용한다.

주의사항
항문부의 울혈(鬱血), 열감이 있는 경우에는 계지복령환(p.58)을 병용하면 좋다.

처방해설
① 치질에 가장 효과가 있다. 가벼운 변비증상에 사용하며, 음주나 자극성 식품으로 인한 치질에도 좋다.
② 시호와 승마는 항문부의 긴장, 탄력을 회복시키고, 탈항, 치핵을 개선한다.
③ 시호는 간장의 염증을 개선하고, 항문부의 울혈을 방지한다.
④ 대황은 통변(通便)을 돕고, 지혈, 소염작용이 있다.
⑤ 황금과 시호는 치핵의 종장동통(腫張疼痛)을 제거한다.
⑥ 당귀와 감초는 항문부의 혈행을 개선한다.

의이인탕

意苡仁湯

증.세.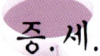

일반적인 증상

① 사지의 관절과 근육의 동통, 종창, 열감, 저림, 마비, 통증, 무겁고 나른하다.

② 운동장애.

③ 가벼운 부종.

- **복부** : 배의 힘은 중급 정도이고, 그 밖의 증상은 일정하지 않다.
- **맥박** : 매끄럽다.
- **혀** : 설태는 끼지 않고, 하얀 쇠기름 같은 것이 늘어붙는다.

적응증

본 처방은 관절 류머티즘에 잘 듣는다. 관절이나 근육이 부어 열이 나고 종창, 열감, 동통이 있는 경우에 사용한다.

이밖에 중증은 아니지만 관절통, 근육통, 장액성관절염, 근육 류머티즘, 결핵성관절염, 각기, 어깨 결림, 경견완증후군, 요통, 만성관절염 등이 있는 경우에도 좋다.

처.방.전.

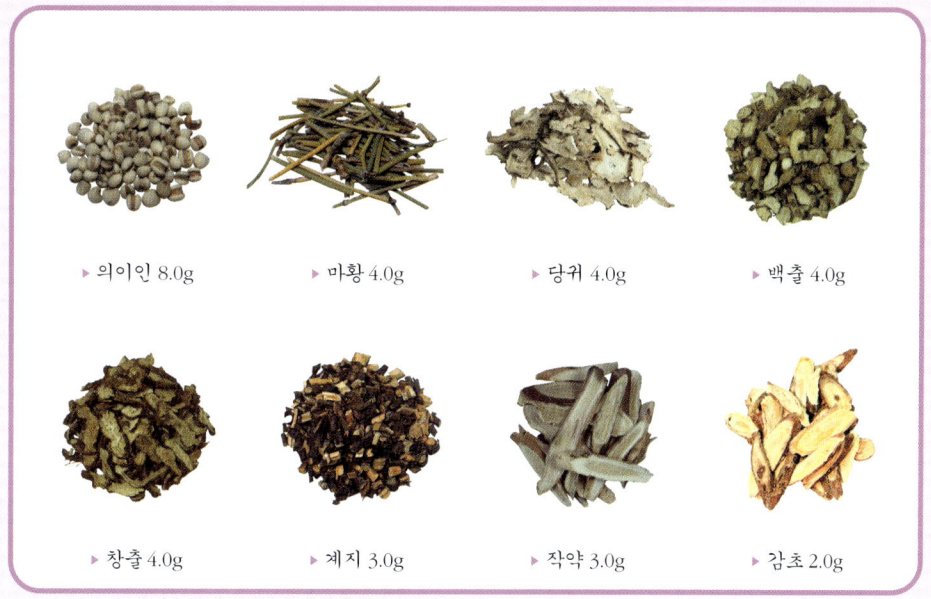

▶ 의이인 8.0g ▶ 마황 4.0g ▶ 당귀 4.0g ▶ 백출 4.0g
▶ 창출 4.0g ▶ 계지 3.0g ▶ 작약 3.0g ▶ 감초 2.0g

사용법
앞의 처방을 하루 분으로 달여 식전 또는 식간에 하루 2, 3회로 나누어 복용한다.

주의사항
마행의감탕(p.98)보다 증세가 약간 중증이며, 열감도 종통도 제거되지 않는 때에는 본 처방을 사용한다.

처방해설
① 관절에 물이 고여 종창, 동통이 있을 때에 사용하면 잘 듣는다.
② 의이인은 조직의 부종을 이뇨작용으로 제거하고, 근육의 경련을 치료한다.
③ 백출과 창출은 풍(風), 습(濕)을 제거하는 작용이 있고, 체력 보강의 효과가 있다
④ 계지와 마황은 발한, 혈행촉진, 이뇨작용이 있다.
⑤ 당귀와 작약은 자양강장작용을 한다.
⑥ 작약과 감초는 근육의 경련을 완화한다.

이진탕 二陣湯

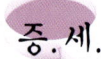증.세.

일반적인 증상

① 구역질, 구토.
② 동계.
③ 현기증.
④ 불면.
⑤ 기침, 희고 많은 양의 객담.
⑥ 폐위의 담습.
⑦ 두통.
⑧ 입안이 끈적거린다.

- 복부 : 위 부위가 불쾌하고, 중압감이 든다. 배에서 꿀렁거리는 소리가 난다.
- 맥박 : 매끄럽게 뛴다.
- 혀 : 축축하고, 백태가 낀다.

적응증

구역질과 구토를 치료하는 약으로 위 속에 물이 고여 있어 불쾌감이 들고, 현기증, 동계 등을 수반할 때에 사용한다.

이밖에 구역질, 구토, 현기증, 두통, 입덧, 기울, 식상, 숙취, 뇌일혈, 위염, 위하수, 노이로제, 만성두통, 가래가 많은 기침, 기관지염 등에 좋다.

처.방.전.

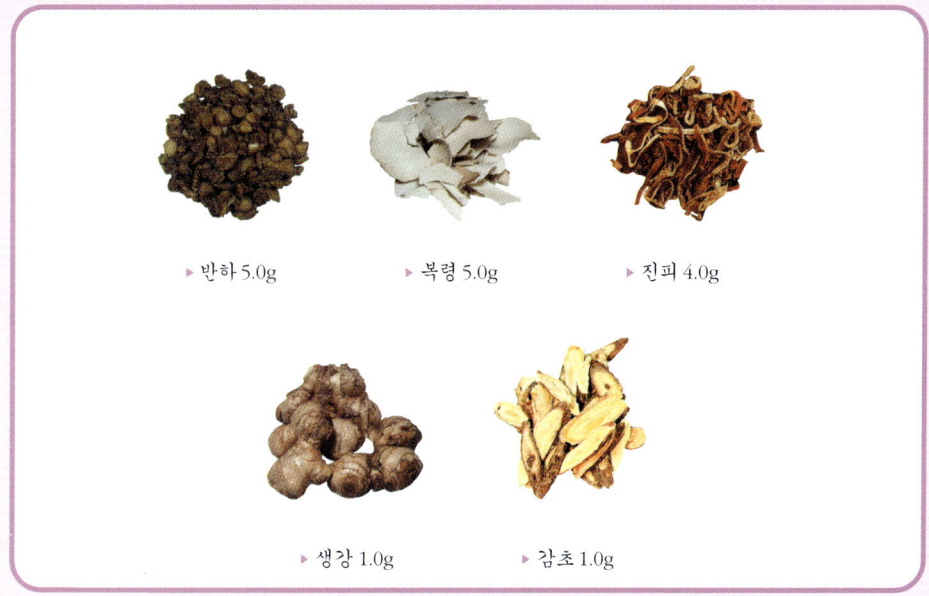

▶ 반하 5.0g ▶ 복령 5.0g ▶ 진피 4.0g
▶ 생강 1.0g ▶ 감초 1.0g

사용법
앞의 처방을 하루 분으로 달여 식전 또는 식간에 하루 2, 3회로 나누어 복용한다.

주의사항 및 처방해설
① 본 처방은 입덧에 많이 사용하는 소반하가복령탕(p.144)에 진피와 감초를 가미한 것으로 한방의 담음을 치료하는 기본 처방이다.
② 본 처방은 반하, 진피가 주된 약재로서 폐의 담습으로 인한 기침, 가래를 치료한다.
③ 반하는 진해, 거담, 구토를 억제하는 작용을 하는데, 진피가 이를 보조하여 효과를 높인다.
④ 진피와 반하는 함께 구토를 억제하는 작용이 있다.
⑤ 복령은 위 속의 물을 제거해서 구토를 멈추게 한다.
⑥ 생강은 건위, 제토작용(制吐作用)이 있다.
⑦ 감초는 소화 흡수를 돕고, 여러 약재의 효능을 조화시킨다.

인삼탕 人蔘湯

증.세.

일반적인 증상

① 명치의 통증.
② 식욕부진.
③ 구토.
④ 몸이 차면 위가 아프고, 따뜻하게 해주면 좋아진다.
⑤ 설사, 연변으로 탈진 증세가 있다.
⑥ 냉증으로 손발이나 배가 차다.
⑦ 혈색이 나쁘고, 빈혈 기미가 있다.
⑧ 체력이 떨어지고 쇠약해지며, 피로하기 쉽다.
⑨ 거품 모양의 침이 많이 나오고, 따뜻한 것을 마시면 좋아진다.
⑩ 흐린 색의 소변이 많이 나온다.
⑪ 입은 마르지 않는다.
⑫ 먹는 양이 적다.
⑬ 불면증.
⑭ 흉부통.
⑮ 두통, 현기증.
⑯ 부종.

■ 복부 : 복벽은 연약하고, 위에서 물이 꿀렁거리는 소리가 난다. 때로는 배에서 소리가 나지 않고, 헛배만 부르면서 복벽이 나무판자처럼 딱딱한 경우도 있다.

- 맥박 : 연약하고 느리며, 가라앉는다.
- 혀 : 축축하고 설태가 끼지 않으며, 담백색이고 입 안에 거품 모양의 침이 고인다.

적응증

체력이 떨어지고 쉽게 피로해지면서 명치가 메이고, 냉증, 식욕부진, 설사, 위통, 구토 등의 증상이 있을 때 사용한다. 위장이 허약하고, 입 안에 묽은 침이 고이고, 배에 힘이 없으면서 꿀렁거리는 소리가 나는 증상에 사용한다.

이밖에 위하수, 위염, 장염, 위·십이지장궤양, 위확장, 입덧, 위축신(胃縮腎), 빈혈, 냉증으로 위가 아프거나 혹은 중압감이 있거나 연변, 머리무거움증, 빈혈증, 허약아의 자가중독, 어린이의 식욕부진, 손발이 차고 소변의 양이 많은 위장허약, 위아토니, 설사, 위통, 늑간신경통, 지완성출혈, 침을 흘리는 증상, 야뇨증, 천식, 폐결핵, 어린이의 주기성구토, 당뇨병, 알레르기성 비염, 병후의 체력 저하, 소화불량 등에 좋다.

처.방.전.

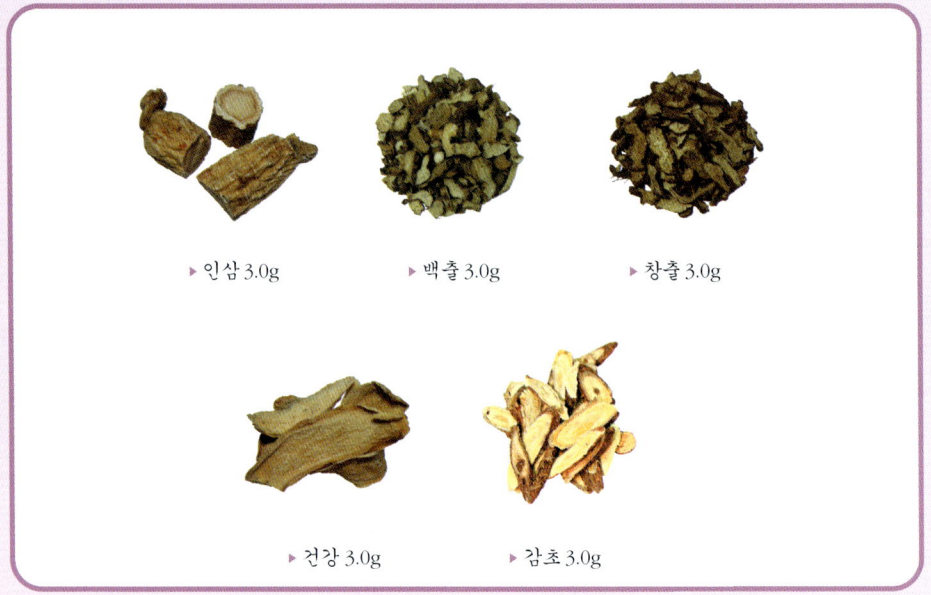

▶ 인삼 3.0g   ▶ 백출 3.0g   ▶ 창출 3.0g

▶ 건강 3.0g   ▶ 감초 3.0g

사용법

① 앞의 처방을 하루 분으로 달여 식전 또는 식간에 하루 2, 3회로 나누어 복용한다.

② 환약으로 사용할 때에는 앞의 약재를 분말로 만든다. 이를 꿀에 반죽하여 환을 만든 뒤에 한 번에 1알씩 하루 2, 3회 따뜻한 물과 함께 복용한다.

주의사항

① 본 처방을 복용하기 시작해서 3~4일이 지나 부종이 생기는 경우가 있는데, 꾸준히 복용하면 차츰 부종이 소실된다.

② 같은 설사라도 설사를 한 뒤 탈진 상태에 빠지는 경우에는 본 처방이 좋으며, 배가 꾸르륵거리고 배변 뒤에는 기분이 깔끔해지는 경우에는 반하사심탕(p.108)을 사용하는 것이 좋다.

처방해설

① 위가 거북하고, 빈혈, 냉증으로 배가 연약하고, 물이 꿀렁거리는 소리가 나며, 혀가

담백색에 반질반질하면 병명에 관계없이 널리 사용할 수가 있다.

② 본 처방은 위장이 허약하고 냉증으로 수분이 뱃속에 고여 있는 것을 치료하는 약이다.

③ 인삼은 위장의 힘을 보강하고, 수분을 조절한다.

④ 건강은 인삼과 협력해서 위장을 따뜻하게 해주고, 수분을 조절한다.

⑤ 백출과 창출은 위 속의 물을 제거한다.

⑥ 감초는 인삼과 협력해서 위장을 보호하고, 신체의 전반적인 기능을 회복시킨다.

인진고탕
茵陳蒿湯

증.세.

일반적인 증상

① 황달.
② 변비.
③ 식욕이 없다.
④ 구역질.
⑤ 입이 마른다.
⑥ 식후에 현기증이 생긴다.
⑦ 머리에 땀이 난다.
⑧ 소변의 양이 적다.
⑨ 불면증.
⑩ 피부가려움증.
⑪ 부종.

- 복부 : 명치에 답답한 느낌이 있고, 약간 부어 있다.
- 맥박 : 긴장되고 충실하다. 대부분 가라앉아 있지만, 열이 있으면 뜬다.
- 혀 : 건조하고, 희거나 노란 설태가 낀다. 혀의 주변이 전체적으로 붉다.

적응증

비교적 체력이 있는 사람이 간염 또는 황달이 있으면서 가슴이 답답하고, 입이 마르고, 변비가 생기고, 머리에 땀이 나며, 명치에 불쾌감이 있는 경우에 사용한다.

　이밖에 소변 양의 감소, 변비, 황달, 간경변증(肝硬便症), 네프로제, 두드러기, 구내염, 담낭염, 간염, 피부소양증, 신염, 부종, 치은염, 자궁출혈, 불면증 등에 좋다.

처.방.전.

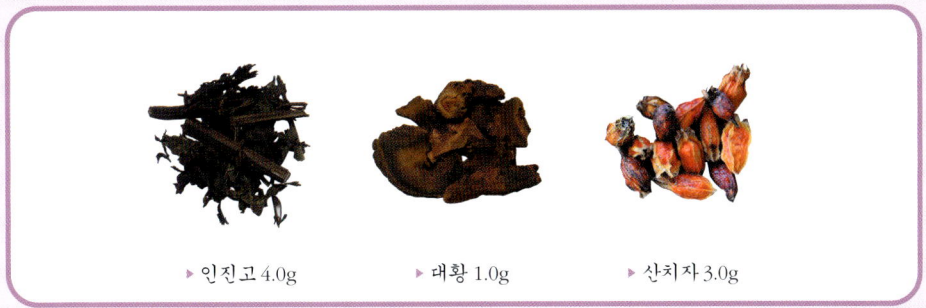

▶ 인진고 4.0g   ▶ 대황 1.0g   ▶ 산치자 3.0g

사용법
앞의 처방을 하루 분으로 달여서 복용한다.

주의사항 및 처방해설
① 상복부가 불러 오르고, 가슴이 답답하며 변비, 구갈, 황달, 머리에 땀이 나는 등 속에 열이 차있는 상태에 사용한다.
② 유방암 수술 뒤에 간기능장애가 생겼는데, 본 처방의 엑기스를 다량으로 복용하여 현저한 효과가 있었다는 실례가 보고된 바 있다.
③ 인진고는 소염, 이담, 이뇨작용이 있다.
④ 대황은 소염작용이 있어 변비에 좋다.
⑤ 산치자는 소염, 이뇨, 진정작용이 있고, 가슴이 답답한 증상이나 황달에 효과가 있다.

인진오령산
茵陳五苓散

증.세.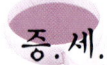

일반적인 증상

① 구갈.

② 소변 양이 줄어들고, 색이 검붉다.

③ 식욕부진.

④ 가벼운 황달.

⑤ 머리에 땀이 나지 않는다.

⑥ 설사 또는 묽은 변.

⑦ 복수.

⑧ 구역질.

⑨ 미열.

⑩ 피로감.

적응증

목이 자주 마르고, 소변의 양이 적으며, 변비가 없는 사람에게 사용한다.

   이밖에 부종, 간염, 만성간염, 네프로제, 신염, 황달, 복수, 숙취 등에 좋다.

처.방.전.

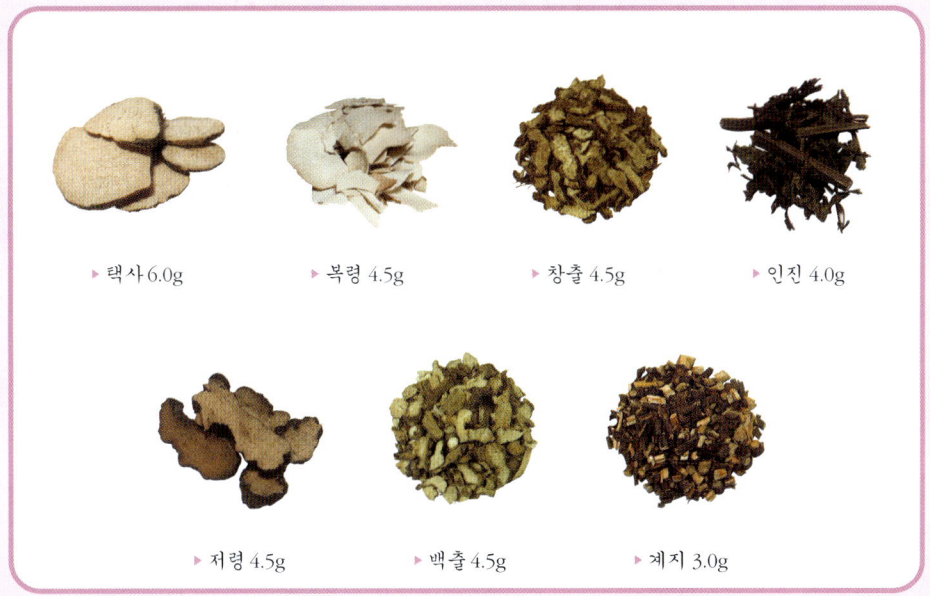

▶ 택사 6.0g ▶ 복령 4.5g ▶ 창출 4.5g ▶ 인진 4.0g
▶ 저령 4.5g ▶ 백출 4.5g ▶ 계지 3.0g

사용법
① 잎의 처빙을 하루 분으로 달여시 복용힌다.
② 본 처방의 약재로 분말을 만들어 7.5 g 을 하루에 2, 3회 나누어 복용한다.

주의사항
① 간염에 소시호탕(p.146)과 병용해서 사용하는 경우가 있다.
② 복수로 간장애를 수반하는 경우에는 오령산(p.176)보다 본 처방의 효과가 더 좋다.

처방해설
① 본 처방은 오령산에 인진고를 가미한 것이다.
② 인진고는 소염, 이담, 이뇨효과가 있어 신열을 제거하고, 황달을 치료한다.

입효산

증.세.

일반적인 증상

① 치통.

② 치은통.

③ 구강 속의 종창.

④ 동통.

- 복부 : 일정하지 않다.
- 맥박 : 일정하지 않다.
- 혀 : 일정하지 않다.

적응증

치통, 치은통, 이를 뺀 뒤의 동통, 구내염, 설염, 아구창의 종창, 동통 등에 널리 사용된다.

처.방.전.

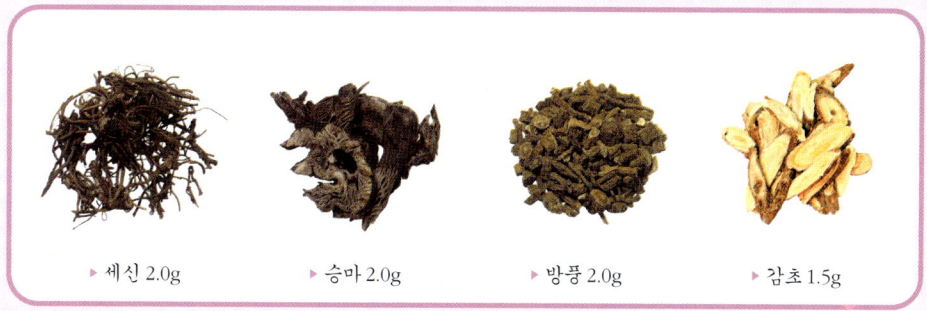

▶ 세신 2.0g   ▶ 승마 2.0g   ▶ 방풍 2.0g   ▶ 감초 1.5g

사용법
① 앞의 처방을 하루 분으로 달여 식전 또는 식간에 하루 2, 3회로 나누어 복용한다.
② 마실 때는 한 모금씩 입 속에 물고 있다가 천천히 삼킨다.

주의사항
치통에는 본 처방 이외에도 갈근탕(p.34), 조위승기탕(p.216), 도인승기탕(p.92), 황련해독탕(p.240)을 사용하기도 한다.

처방해설
① 치통, 이를 뺀 뒤 몹시 쑤시고 아플 때, 진통제로도 통증이 멈추지 않는 심한 동통에 효과가 있다.
② 이가 쑤시고 아파 참기 어려우며, 미열과 오한이 나는 증상에 복용한다.
③ 세신에는 해열, 진통작용이 있어 기침을 멈추게 한다.
④ 승마는 발한, 해열, 해독제로 진통, 진경, 진정, 항염작용이 있다.
⑤ 방풍은 발한, 해열, 해독제로 항염작용이 있다.
⑥ 감초는 급성통증, 급성경련을 제거하는 등 급박한 증세를 치료하고, 여러 약재의 효과를 조화롭게 한다.

작약감초부자탕

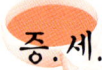 증.세.

일반적인 증상

① 근육의 경련, 관절통.

② 복통.

③ 신체의 부분적인 마비.

④ 냉증, 사지가 냉하다.

⑤ 오한.

⑥ 동통.

- **복부** : 복직근이 당기면서 뻣뻣하다.
- **맥박** : 미약하고, 가라앉아 있다.
- **혀** : 일정하지 않다.

적응증

냉증으로 근육과 관절이 아프고, 마비감이 있어 구부리기 힘든 경우에 사용하며, 근육의 연축이나 복통이 있으면서 힘이 없고, 냉증이 심한 것에 응용한다.

　이밖에 신경통, 관절염, 관절 류머티즘, 근육 류머티즘, 오십견, 어깨 결림 등에 사용한다.

처.방.전.

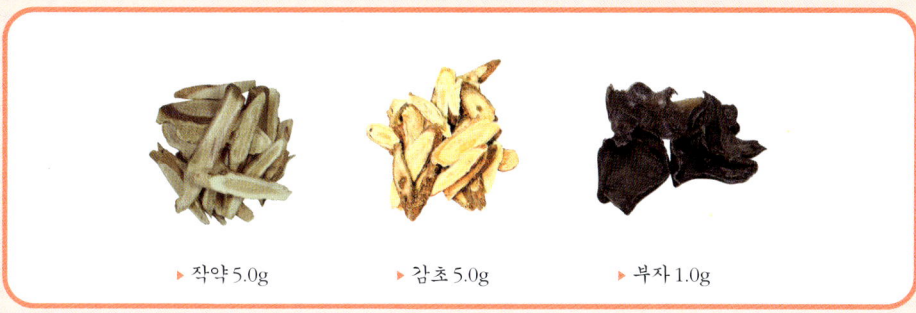

▶ 작약 5.0g   ▶ 감초 5.0g   ▶ 부자 1.0g

사용법

① 앞의 처방을 하루 분으로 달여 식전 또는 식간에 하루 2, 3회로 나누어 차게 식혀서 마시거나 혹은 수시로 돈복한다.

② 반드시 차게 식혀서 마셔야 한다.

③ 신경통이나 류머티즘에서 통증이 특히 심한 사람은 한꺼번에 마시는 것보다 나누어 마시는 것이 좋다.

주의사항 및 처방해설

① 작약감초탕에 부자를 가미한 것으로 냉증을 수반하는 경련성의 통증에 사용하는 기본 처방이다.

② 다른 증상은 없으면서 손과 발이 아픈 사람, 냉증으로 인해 관절 등이 아픈 사람에게 사용한다.

③ 부자는 혈관의 확장, 혈행촉진, 진통효과가 있다.

④ 《상한론》에는 '발한을 시켜도 병이 낫지 않고 오한이 나는 것은 체력이 약해졌기 때문이다. 작약감초부자탕이 이런 증상을 치료한다'라고 기록되어 있다. 또한 감기 증상이 있으면서 땀을 내도 오한이 더욱 심해지는 경우에 좋다고 한다.

작약감초탕 芍藥甘草湯

증.세.

일반적인 증상

① 근육의 심한 경련과 통증.

② 사지와 복직근에 쥐가 자주 난다.

③ 발이 따뜻하다.

④ 위경련, 담석통, 신석산통(腎石疝痛) 등의 급박성 동통.

- 복부 : 배의 힘은 중급 정도이고, 복직근이 오그라들고, 당기면서 뻣뻣하다.
- 맥박 : 가라앉고, 약하다.
- 혀 : 일정하지 않다.

적응증

진통, 진경제로 근육의 경련으로 인해서 일어나는 통증을 진정시킨다.

　이밖에 사지의 통증, 경련, 위경련, 복통 등에 널리 응용한다.

처.방.전.

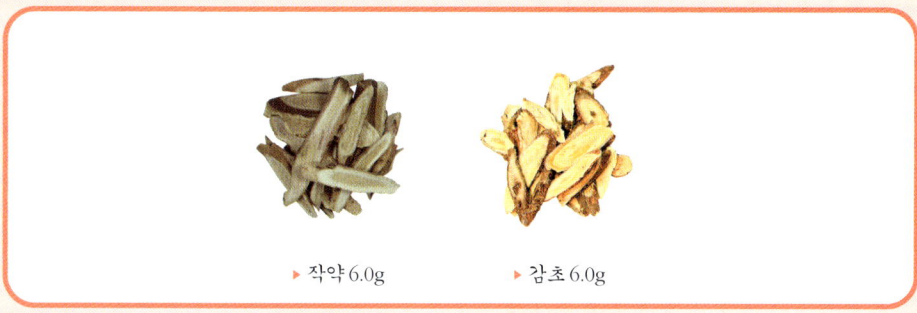

▶ 작약 6.0g　　▶ 감초 6.0g

사용법
① 앞의 처방을 하루 분으로 달여 하루 한 번 한꺼번에 마셔도 좋고 2, 3회로 나누어 식전 또는 식간에 복용한다.
② 수시로 달여 한꺼번에 마셔도 좋다.

주의사항
위와 같은 증상이 급격하게 일어났을 때 사용하면 효과가 있다.

처방해설
① '거장탕'이라 부르기도 하는 본 처방은 요통, 걷기가 곤란할 정도로 통증이 심한 복통이 있을 때 좋다.
② 작약과 감초는 모두 진통, 진경, 진정, 항염증, 항알레르기작용이 있어 두 약재를 병용하면 약리작용이 강화되어 진통, 진경의 기본처방으로 널리 이용된다.

장옹탕 腸癰湯

증.세.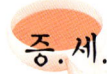

일반적인 증상

① 맹장부에 응어리가 있다.

② 회맹부(回盲部)에 통증이 급성 또는 만성으로 나타난다.

③ 월경통.

④ 변비가 없다.

- **복부** : 복부는 전체적으로 팽만하고, 회맹부에 종류, 동통, 압통, 저항이 있다.
- **맥박** : 자주 띈다.
- **혀** : 혀의 색은 붉고, 황태가 낀다.

적응증

충수염의 가벼운 증상에 사용하는 약으로 맹장부에 응어리와 통증이 있고, 배가 전체적으로 팽만하지만, 변비가 없는 경우에 사용한다.

이밖에 맹장부에 급성 또는 만성의 통증, 월경통, 충수염, 골반내 염증, 치핵감염, 대하 등에 좋다.

처.방.전.

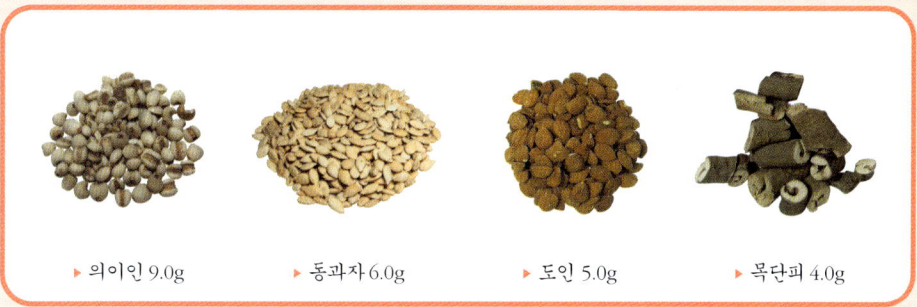

▶ 의이인 9.0g   ▶ 동과자 6.0g   ▶ 도인 5.0g   ▶ 목단피 4.0g

사용법
앞의 처방을 하루 분으로 달여 식전 또는 식간에 하루 2, 3회로 나누어 복용한다.

주의사항
통증이 심할 때에는 작약을 가미해서 사용한다.

처방해설
① 본 처방을 '과자인탕(瓜子仁湯)' 이라고도 한다.
② 회맹부에 응어리나 통증이 있는데도 변비는 없으며, 대황목단피탕(p.90) 등의 사하작용이 있는 약을 쓸 수 없을 때에 본 처방을 사용한다.
③ 도인과 목단피는 소염, 항균, 해열작용이 있고, 혈관을 확장하는 효과가 있어 혈액순환에 좋다.
④ 동과자는 소염, 이뇨, 배농작용을 한다.
⑤ 의이인은 청열, 배농제로 소염작용이 있다.

저령탕 猪苓湯

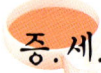 증.세.

일반적인 증상

① 배뇨통, 혈뇨, 잔뇨감, 빈뇨, 배뇨곤란.

② 가벼운 구갈.

③ 가슴이 답답하다.

④ 설사.

⑤ 부종.

⑥ 발열, 열감.

- **복부** : 하복부의 팽만감, 압통, 긴장감이 있다.
- **맥박** : 떠 있고, 긴장되어 있으며, 자주 매끄럽게 뛴다.
- **혀** : 혀의 색은 붉고, 황태가 낀다.

적응증

방광염이나 요도염에 잘 듣는 처방으로 요로의 염증을 치료하고, 이뇨를 원활하게 해주어 배뇨통, 혈뇨, 배뇨시의 불쾌감, 요도의 무지근함, 잔뇨감, 가슴이 답답하고, 입이 마르는 증세에 사용한다. 이때 구갈을 호소하기도 한다.

이밖에 요도염, 신장염, 신석증(腎石症), 하지의 부종, 설사, 허리 또는 하지에 부종이 있는 신염, 방광염, 신장·방광 결석으로 인한 배뇨 곤란, 신우염, 신장결핵, 불면증, 자궁출혈, 장출혈, 객혈, 장염, 직장궤양 등에 사용할 수 있다.

처.방.전.

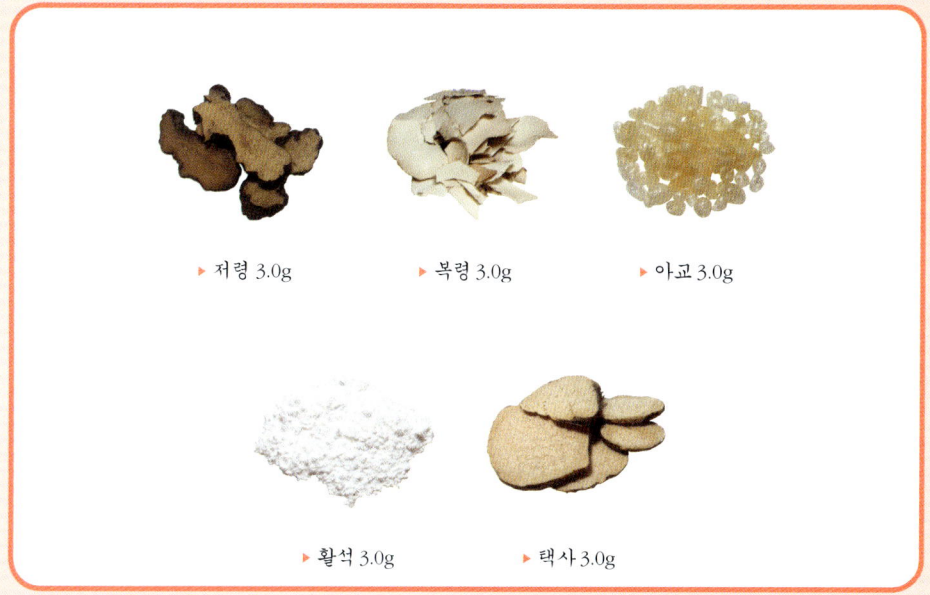

▶ 저령 3.0g   ▶ 복령 3.0g   ▶ 아교 3.0g
▶ 활석 3.0g   ▶ 택사 3.0g

사용법
아교를 뺀 나머지의 약재로 먼저 약을 달이다가 나중에 아교를 넣는다.

주의사항
① 요로감염에는 항생제와 병용하는 것이 좋다.
② 요로결석에는 작약감초탕(p.210)을 병용한다.

처방해설
① 본 처방은 오령산(p.176)의 백출과 계지 대신 아교와 활석을 가미한 것이다.
② 저령은 이뇨제로 하복부의 열을 제거한다.
③ 택사는 강력한 이뇨작용을 한다.
④ 아교는 지혈, 진정의 효과가 있다.
⑤ 활석은 소염, 이뇨, 지갈(止渴), 완화작용이 있다.

조위승기탕 調胃承氣湯

증.세.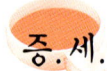

일반적인 증상

① 변비.

② 헛소리를 한다.

③ 입이 마른다.

④ 가슴이 답답하고, 아프다.

⑤ 열은 나지만, 오한은 없다.

- **복부** : 배가 약간 부르고, 복벽에 탄력이 있다.
- **맥박** : 가라앉아 있으나, 긴장하고 충실하다.
- **혀** : 건조하고, 설태는 끼지 않는다.

적응증

위장의 기증을 조절해서 변비로 인해 입이 마르고, 헛배가 부르는 증세를 치료한다.

 이밖에 변비, 어린이의 식체, 충치의 동통, 치통, 치은통, 인후 종양, 딸꾹질, 급성열병에 수반되는 변비 또는 설사 등에 좋다.

처.방.전.

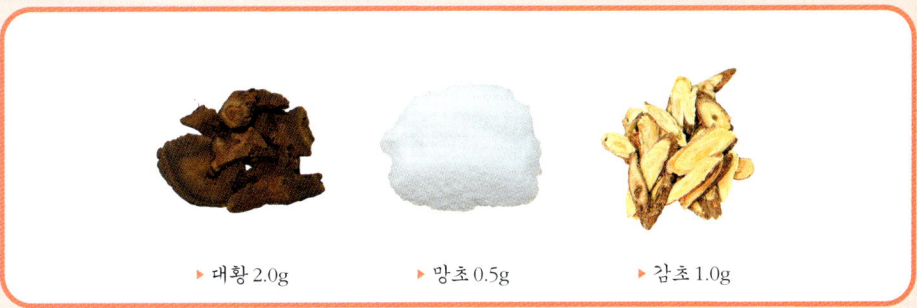

▶ 대황 2.0g   ▶ 망초 0.5g   ▶ 감초 1.0g

사용법

망초를 뺀 다른 약재로 먼저 약을 달인 후, 나중에 망초를 넣어 녹인다. 이를 식전 또는 식간에 하루 2, 3회로 나누어 복용하거나 돈복한다.

주의사항 및 처방해설

① 체력이 약한 사람이 복부가 팽만하면서 변비가 있을 때 사용하면 좋다.
② 대황과 망초는 청열, 사하작용을 하는 데, 여기에 감초를 가미하면 효능이 완화되어 부드러운 하제가 된다.
③ 발열성의 병으로 장관이 마비되거나, 변을 사하해서 열을 내리는 것을 목적으로 예로부터 사용해 왔다.

진무탕
眞武湯

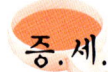
증.세.

일반적인 증상

① 체력이 쇠약하다.
② 신진대사의 저하.
③ 전신의 권태감.
④ 손발이 차고, 아프다.
⑤ 복통.
⑥ 묽은 설사.
⑦ 현기증.
⑧ 부종이 있는데, 특히 하반신이 심하다.
⑨ 열은 있으나, 식히는 것을 꺼려한다.
⑩ 한기가 들고 차다.
⑪ 입은 마르지 않는다.
⑫ 가슴과 배에 물이 고인다.
⑬ 동계.
⑭ 비교적 식욕이 있다.
⑮ 소변 양의 감소, 소변의 색은 흐리다.
⑯ 생기가 없어 보인다.

■ 복부 : 복벽은 연약하고 명치를 두들기면 꿀렁거리는 소리가 난다. 팽만감이 있고, 꾸르륵거리는 소리가 날 때도 있다.

- **맥박** : 미약하고, 만지기 어려우며, 가라앉아 있고, 느리다. 가끔 떠 있는 때도 있다.
- **혀** : 담백하고, 부어서 비대한 느낌이 들며, 엷은 백태가 낀다.

적응증

체력이 쇠약하고, 생기가 없으며, 몸이 나른하고 손발이 차다. 위장에 물이 고여 있어 설사, 복통이 있으며 동계나 현기증이 있고, 몸이 떨리고, 손발 또는 몸이 무거워 앉아 있지 못하고 누워 있는 것이 편한 사람에게 사용한다.

이밖에 신진대사가 침체하고, 위장질환, 위장허약증, 만성장염, 소화불량, 위아토니증, 위하수, 복막염, 뇌일혈, 척추질환으로 인한 운동장애, 신경쇠약, 고혈압증, 심장변막증, 심부전으로 인한 심계항진, 반신불수, 류머티즘, 저단백성부종, 심상정부종, 갑상선기능저하증, 하수체기능저하증, 만성위장염, 감기, 어린이 자가중독, 당뇨병, 궤양성대장염, 과민대장, 뇌막염, 장결핵, 두드러기, 야뇨증, 안저출혈, 저혈압증, 만성신염, 감기, 노인성가려움증 등에 사용한다.

처.방.전.

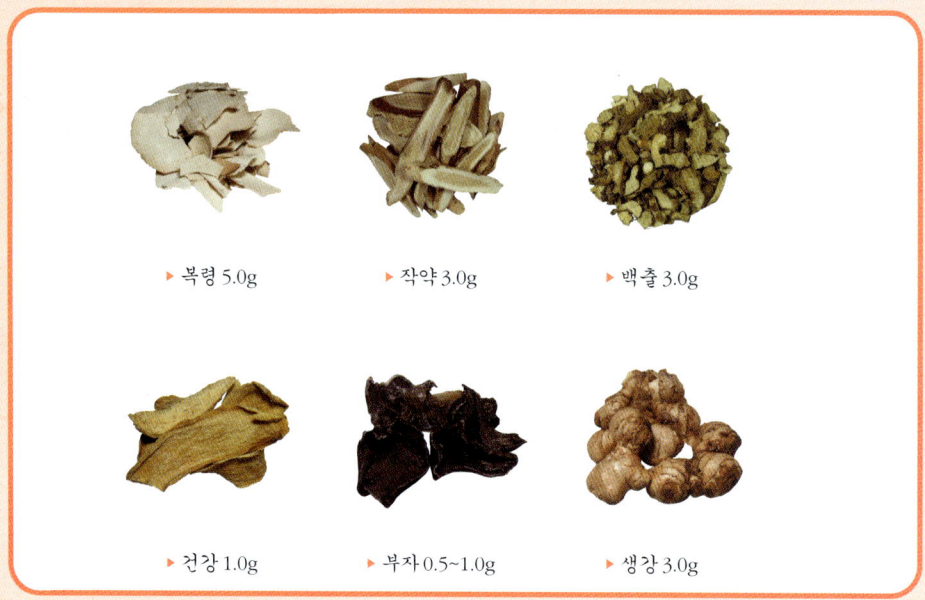

▶ 복령 5.0g   ▶ 작약 3.0g   ▶ 백출 3.0g
▶ 건강 1.0g   ▶ 부자 0.5~1.0g   ▶ 생강 3.0g

사용법

앞의 처방을 하루 분으로 달여 식전 또는 식간에 하루 2, 3회로 나누어 복용한다. 이때 차게 식혀서 마시면 더욱 효과를 볼 수 있다.

주의사항

① 냉증이 심할 때에는 부자의 양을 늘린다.
② 임산부에게는 사용하지 않는 것이 좋다.
③ 부종도 급성부종에는 사용하지 못한다.

처방해설

① 본 처방을 '현무탕(玄武湯)'이라고도 한다.
② 양허의 부종을 치료하는 대표적인 처방이다.
③ 부자는 온양거한제(溫陽祛寒劑)로 강심, 이뇨, 혈행촉진, 냉증을 제거하여 신진대사를 촉진하고, 위장의 기능을 촉진한다.

④ 백출과 복령은 건비이뇨제(建脾利尿劑)로 장관의 수분대사를 개선하고, 소화흡수 기능을 촉진해서 설사를 멈추게 한다.
⑤ 작약은 진통, 진경작용이 있고, 부자와 생강의 과도한 효력을 억제하는 효과가 있다.

■■■ 건강상식 3 ■■■

빈혈에 좋은 대추(대조)

대추는 자양강장약(滋養强壯藥)이며 신경안정제로 쓰일 뿐만 아니라, 손상된 간을 건강하게 회복시켜 준다. 또한 대추는 빈혈 및 위장병에도 효과가 있어 한약방에서 가장 많이 사용하는 약재이기도 하다.

먼저 간이 약한 사람, 불면증, 아름다운 피부를 갖고 싶은 사람에게 가장 좋은 복용법을 소개한다. 크고 검은 대추 30개에 칼자국을 낸 다음, 3그릇의 물을 붓고 반으로 줄어들 때까지 끓여서 차 대신 계속해서 마시면 효과를 발휘한다. 식욕이 없고 만성설사병에 걸린 사람도 이 방법을 사용하면 증상을 개선할 수 있다.

불면증이 아주 심한 사람은 다음과 같은 처방을 하면 더욱 효과를 볼 수 있다.

대추 20g, 용안육 20개에 꿀을 조금 혼합하여 물 2그릇을 붓고 반으로 줄어들 때까지 끓인다. 이 처방의 효과는 약방에서 파는 수면제보다도 빠르고, 부작용도 없다.

청심연자음
清心蓮子飮

증.세.

일반적인 증상

① 빈뇨, 혈뇨, 농축뇨, 배뇨통, 잔뇨감, 소변의 색이 탁하고, 줄기가 가늘다.
② 손발이 달아오른다.
③ 불면.
④ 유정, 몽정, 다몽.
⑤ 임포텐츠.
⑥ 희고, 묽은 대하가 나온다.
⑦ 위장허약.
⑧ 전신권태감.
⑨ 냉증.
⑩ 신경과민, 초조감.
⑪ 구내염.
⑫ 동계.
⑬ 식욕부진.

- **복부** : 전체적으로 연약하지만, 하복부의 탈력이 눈에 띈다.
- **맥박** : 가라앉고, 힘이 없다.
- **혀** : 입안이 건조하다. 혀의 색은 붉고, 약간의 설태가 낀다.

적응증

만성 비뇨기질환에 흔히 사용하는 처방이다. 평소 위장이 약한 사람의 빈뇨, 잔뇨감, 배뇨통, 소변의 줄기가 가늘고 탁하며, 냉증, 전신권태, 신경과민 등을 수반하는 경우에 효과가 있다. 흰죽과 같은 대하가 나오는 여성에게도 효과적이다.

이밖에 전신에 권태감이 있고, 입이나 혀가 마르며, 소변이 잘 나오지 않으면서 잔뇨감이 있는 경우, 빈뇨, 배뇨통, 방광염, 만성방광염, 만성신우염, 방광신경증, 자율신경실조증, 신경증, 성적신경쇠약 등에 사용한다.

처.방.전.

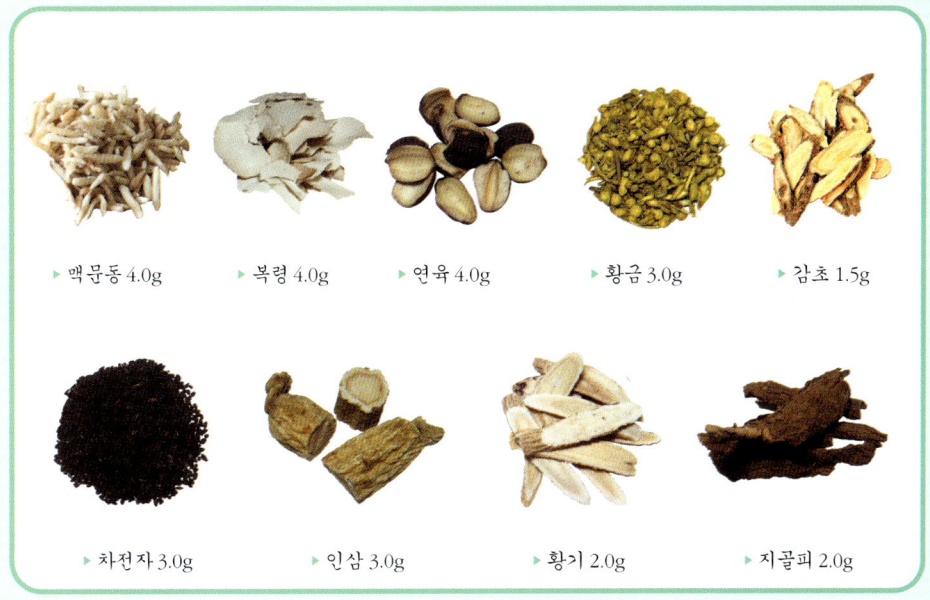

▶ 맥문동 4.0g   ▶ 복령 4.0g   ▶ 연육 4.0g   ▶ 황금 3.0g   ▶ 감초 1.5g
▶ 차전자 3.0g   ▶ 인삼 3.0g   ▶ 황기 2.0g   ▶ 지골피 2.0g

사용법
앞의 처방을 하루 분으로 달여 식전 또는 식간에 하루 2, 3회로 나누어 복용한다.

주의사항 및
팔미지황환(p.228)을 사용할 수 없는 사람에게 본 처방을 사용한다.

처방해설
① 맥문동과 연육은 심열을 맑게 하고, 보호한다.
② 지골피와 차전자는 신열을 제거하고, 이뇨작용을 한다.
③ 인삼, 복령, 감초는 비위(脾胃)를 보하며, 인삼, 황기, 지골피, 맥문동과 함께 폐열을 식히고, 이뇨작용을 돕는다.

● **탈력(脫力)** 힘이 빠짐.

치자백피탕

증.세.

일반적인 증상

① 간장부의 압박감.

② 가벼운 황달.

③ 구갈.

④ 머리에 땀이 난다.

⑤ 발열.

⑤ 피부가려움증.

⑥ 충혈.

⑦ 구역질, 구토, 변비, 복부 팽만 등의 증상이 없다.

- 복부 : 간장부에 압박감은 있으나, 명치와 갈비뼈 아래에 저항압통이 없다.
- 맥박 : 자주 뛴다.
- 혀 : 혀의 색은 붉고, 노란 설태가 낀다.

적응증

간장부에 가벼운 압박감이 있으면서 가벼운 황달 증세를 수반하거나, 피부의 가려움증이나 염증, 충혈이 있는 경우 사용한다.

　이밖에 간장병, 황달, 피부가려움증, 숙취, 급성간염, 담낭염, 담석, 급성췌염, 두드러기 등에 좋다.

처.방.전.

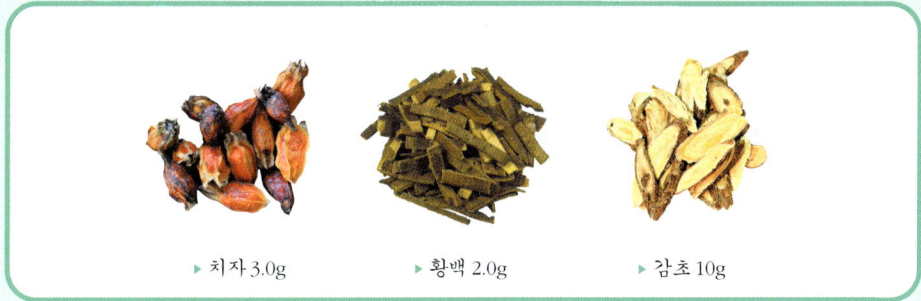

▶ 치자 3.0g   ▶ 황백 2.0g   ▶ 감초 10g

사용법
① 앞의 처방을 하루 분으로 달여 식전 또는 식간에 하루 2, 3회로 나누어 복용한다.
② 흔히 '다래끼' 라고 부르는 안검연염(眼瞼緣炎)에는 본 처방을 달인 물로 온습포(溫濕布) 한다.

주의사항 및 처방해설
① 체력이 약한 사람이 구갈이 있고, 가슴이 답답하며, 머리에 땀이 많이 나고 가벼운 황달의 증상이 있는 경우에 사용한다.
② 치자, 황백, 감초는 소염, 해독, 항균, 해열작용이 있어 청열해독제라고 부른다.
③ 치자와 황백에는 담즙을 흘러나가게 하는 이담, 이뇨작용이 있다.
④ 치자는 동맥경화, 간장애를 예방하고, 진통, 혈액응고억제작용을 한다.
⑤ 황백은 건위, 항소화성궤양, 혈압강하, 지사작용이 있다.

칠물강하탕
七物降下湯

증.세.

일반적인 증상

① 상기증.
② 어깨 결림.
③ 귀에서 소리가 난다.
④ 머리가 무겁고, 아프다.
⑤ 피로.
⑥ 고혈압.
⑦ 소변이 자주 마렵다.
⑧ 눈이 쉽게 피로해진다.
⑨ 다리가 저리다.
⑩ 안저출혈.
⑪ 식은땀.
⑫ 코피.

- **복부** : 복벽이 연약하다.
- **맥박** : 현을 당기는 것처럼 가늘다.
- **혀** : 담백하다.

적응증

마른 체격이면서 허약한 사람이 쉽게 피로해지고, 냉증, 어깨 결림, 두통과 같은 증상이 있고, 귀에서 소리가 나고, 고혈압의 증상이 있어 최저혈압이 높으며, 소변이 자주 마렵고, 신장에 장애가 있으나 위장의 기능이 비교적 좋은 경우에 사용한다.

이밖에 만성신염, 고혈압, 동맥경화증, 자율신경실조증, 갱년기 증후군 등에 사용한다.

처.방.전.

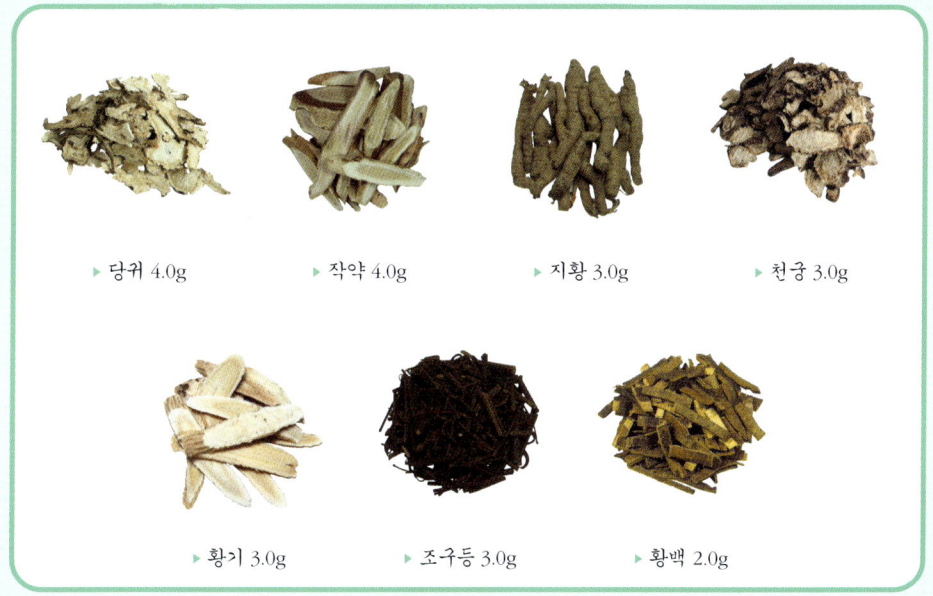

▶ 당귀 4.0g　▶ 작약 4.0g　▶ 지황 3.0g　▶ 천궁 3.0g
▶ 황기 3.0g　▶ 조구등 3.0g　▶ 황백 2.0g

사용법
앞의 처방을 하루 분으로 달여 식전 또는 식간에 하루 2, 3회로 나누어 복용한다.

주의사항
① 체력은 약해도 위장 기능이 좋은 사람에게 사용한다.
② 식욕부진, 설사, 복통을 일으키는 사람에게는 사용하지 않는 것이 좋다.

처방해설
① 당귀, 천궁, 작약, 지황은 안색이 나쁘고, 피부가 거칠며, 현기증이 나고, 가슴이 두근거리며 눈에 안개가 낀 것 같은 혈허(영양상태의 불량)의 증상을 치료한다.
② 황기는 소화흡수와 전신의 기능을 높인다.
③ 조구등은 현저한 강압작용이 있다.
④ 황백은 상기증과 충혈을 치료하고, 출혈에 효과가 있다.

팔미지황환

八味地黃丸

증.세.

일반적인 증상

① 소변이 자주 마렵다.

② 식욕은 있으나, 피로하기 쉬우며, 전신이 나른하다.

③ 허리가 뻐근하고, 하반신이 저리거나 통증이 있으며, 조금만 걸어도 다리가 금세 지친다.

④ 손과 발, 특히 발바닥이 달아오른다.

⑤ 허리 아랫부분이 차고 붓거나 저리며, 상반신은 상충(上衝)되어 입이 마른다.

⑥ 소변이 자주 마렵고, 평소보다 양이 많거나 적다. 소변을 눌 때 뻐근하다.

⑦ 이명.

⑧ 변비.

⑨ 천식.

⑩ 피부가려움증.

⑪ 현기증, 두통.

- **복부** : 하복부가 연약하고, 배꼽 아래가 거북하다. 아랫배의 정중부에 연필심과 같은 이물질이 만져지는 느낌이 있다. 하복부에 가벼운 마비 증상이 있거나, 복직근이 긴장해서 당기는 경우가 있다.
- **맥박** : 가라앉아 있고, 길면서 약하다.
- **혀** : 담백하거나, 붉고 습윤하다. 희고 매끄러운 설태가 낀다.

적응증

노인병의 대표적인 처방으로 소변이 자주 마려운데 특히 밤이 되면 더욱 심해지면서 하반신의 기능이 떨어져 다리가 약하고 차며, 입은 마르지만, 식욕은 있는 경우에 사용한다.

  이밖에 피로, 입이 마르고 손발이 번갈아 찼다 더웠다 하는 신염, 당뇨병, 임포텐츠, 정력감퇴, 좌골신경통, 요통, 각기, 방광염, 전립선비대, 고혈압, 피로, 잔뇨감, 혈당 증가로 인한 구갈, 동맥경화, 만성신염, 위축신, 부종, 갱년기 장애, 노인성습진, 저혈압, 하지통, 저림, 마비, 배뇨곤란, 빈뇨, 부종, 자율신경실조증, 노인성치매, 백내장, 불임, 무월경, 야뇨증, 신우염, 뇌출혈, 녹내장, 피로, 시력감퇴, 피부가려움증, 음부가려움증, 습진, 폐기종, 천식, 탈항, 변비, 이명 등에 사용한다.

처.방.전.

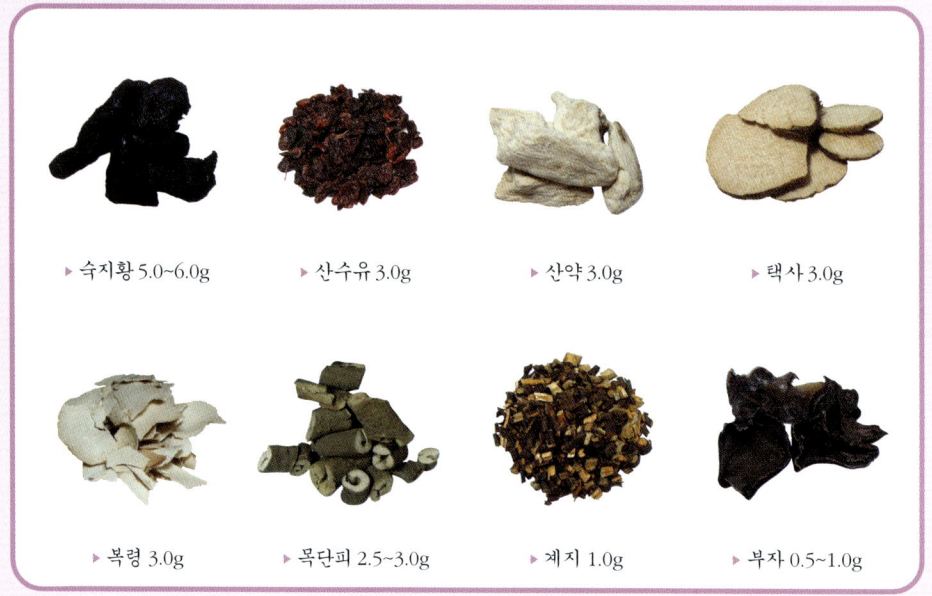

▶ 숙지황 5.0~6.0g ▶ 산수유 3.0g ▶ 산약 3.0g ▶ 택사 3.0g
▶ 복령 3.0g ▶ 목단피 2.5~3.0g ▶ 계지 1.0g ▶ 부자 0.5~1.0g

사용법

① 앞의 처방을 하루 분으로 달여 식전 또는 식간에 하루 2, 3회 나누어 복용한다.
② 본 처방을 분말로 해서 꿀에 반죽하고 녹두 크기로 만들어 하루에 2, 3회, 한 번에 15~25알씩 술과 함께 복용한다. 술을 마시지 못하는 사람은 따뜻한 물과 함께 복용한다.
③ 술과 함께 복용하는 약을 차게 해서 마신다.

주의사항

① 신진대사의 저하, 순환장애, 중추신경 기능이 심하게 저하된 노인에게 사용하는 것이 본 처방이고, 같은 신허라도 번열, 초조, 구갈 등의 신음허의 증상이 심한 젊은 사람에게는 육미환(p.188)을 사용한다.
② 위장이 약한 사람은 본 처방과 매실주와 병용하는 것도 좋지만, 술을 마실 수 없는 사람은 안중산(p.164), 인삼탕(p.198), 시호계지탕(p.154) 등을 병용한다.
③ 본 처방의 효과를 증강하고 싶을 때는 포부자의 분말을 병용한다.

④ 체력이 충실하고 원래 열이 많은 사람, 위장이 약하고 식욕부진, 위부 불쾌감의 복통, 설사 등이 있는 사람이나 임산부에게는 신중하게 사용한다.
⑤ 본 처방을 복욕한 뒤, 위장장애, 발진, 가려움증 등 과민증상이 나타나는 경우가 있다.

처방해설
① 본 처방을 술과 함께 복용하면 위장장애를 방지할 수 있고, 벌꿀로 반죽하면 변비가 생기지 않는다. 벌꿀로 담은 매실주로 복용하는 것도 좋은 방법이다.
② 숙지황은 혈열을 맑게 하고, 자윤한다.
③ 계지는 하초의 혈기를 돌려 상출열을 내리고, 숙지황과 함께 혈행을 촉진하며, 복령과 협력해서 이뇨를 돕는다.
④ 복령은 위 속에 정체된 수분을 순환시켜 택사와 함께 이뇨효과를 증진시킨다.
⑤ 산약과 산수유는 자윤, 강장작용이 있는데, 특히 산약은 정기를 돕고, 허열을 식혀주며, 거친 피부를 치료한다.
⑥ 산수유와 부자는 몸을 보온하는 효과가 있다.
⑦ 목단피는 하초의 혈체(血滯)를 순환시키고, 혈행을 개선한다.

평위산 平胃散

증.세.

일반적인 증상

① 설사.
② 소화불량.
③ 사지가 무겁고, 나른하다.
④ 식욕부진.
⑤ 식후에 배에서 꾸르륵 소리가 난다.
⑥ 입 안이 끈끈하다.
⑦ 맛을 못 느낀다.

- 복부 : 배에서 꿀렁거리는 소리가 나면서 명치가 메인다.
- 맥박 : 부드럽고, 완만하다.
- 혀 : 습윤하며, 희고 두터운 설태가 낀다.

적응증

과식, 폭음, 폭식 등으로 인한 급성위장염에 많이 사용하는 처방이다. 소화불량으로 인한 식욕부진, 헛배가 부르고, 위가 아프며, 음식을 먹으면 꾸르륵 소리가 나고, 설사를 하고 나면 개운해지는 경우에 사용한다. 평소에는 위장에 이상이 없으나 과식으로 인해 상태가 악화된 사람에게 잘 듣는다.

이밖에 위아토니, 소화불량, 식욕부진, 소화불량을 수반하는 위통, 복통, 식욕감퇴, 구내염, 위확장, 위장신경증 등에 사용한다.

처.방.전.

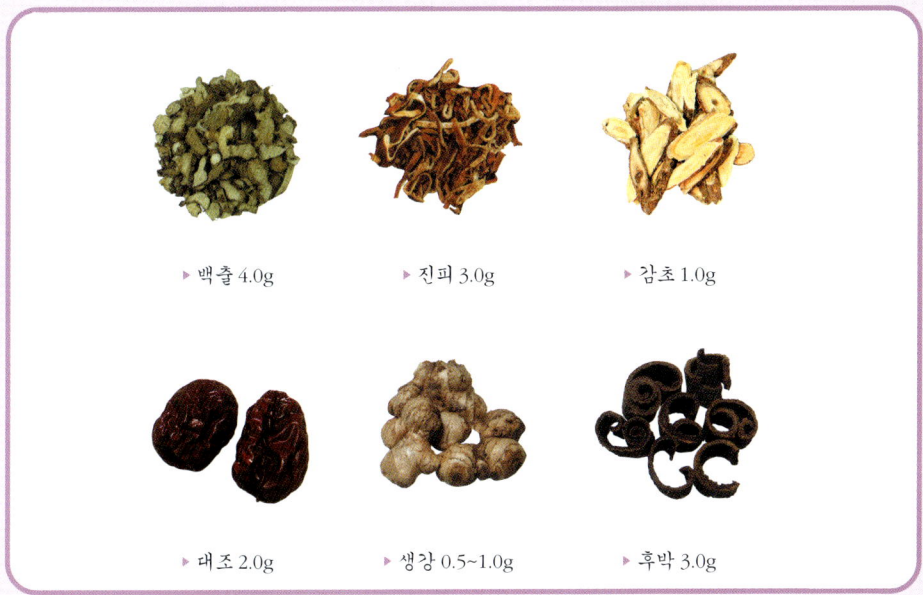

▶ 백출 4.0g　▶ 진피 3.0g　▶ 감초 1.0g
▶ 대조 2.0g　▶ 생강 0.5~1.0g　▶ 후박 3.0g

사용법
앞의 처방을 하루 분으로 달여 식전 또는 식간에 하루 2, 3회로 나누어 복용한다.

주의사항
산후의 태반잔류(胎盤殘留)를 치료할 때에는 본 처방에 망초를 가미해서 사용한다.

처방해설
① 백출, 후박, 진피는 위를 튼튼하게 하고, 소화를 촉진시킨다.
② 감초, 생강, 대조는 소화된 음식물의 흡수를 돕고, 위의 기능을 촉진해서 여러 약재의 효능을 조화롭게 한다.

향소산 香蘇散

증.세.

일반적인 증상

① 머리가 무겁고 아프다.
② 식욕부진.
③ 속쓰림.
④ 구역질.
⑤ 신경질, 정신불안, 이유 없는 억울함.
⑥ 불면.
⑦ 현기증.
⑧ 귀에서 소리가 난다.
⑨ 자연발한이 없다.
⑩ 발열, 오한.
⑪ 어깨 결림.

- 복부 : 명치가 메이는 것처럼 뻐근하고, 두들기면 꿀렁꿀렁 물소리가 난다.
- 맥박 : 가라앉아 있다.
- 혀 : 일정하지 않다.

적응증

평소에 위장이 약해 감기약을 복용할 수 없는 사람이 두통, 발열, 오한 등의 감기 증상이 있을 때 초기에 복용한다. 또한 체력이 약한 사람이 불안, 불면, 두통 등을 호소하면서 식욕부진, 속쓰림, 구역질 등의 위장장애를 수반할 경우에도 사용한다.

이밖에 감기, 두통, 두드러기, 신경쇠약, 갱년기 장애, 신경성월경곤란증, 생선중독, 신경성복통, 코막힘, 알레르기성 비염, 약물복용 후에 위가 체한 것처럼 더부룩할 때 좋다.

처.방.전.

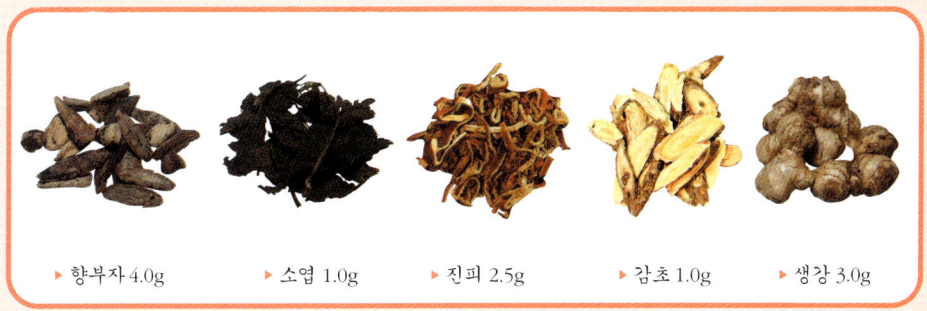

▶ 향부자 4.0g   ▶ 소엽 1.0g   ▶ 진피 2.5g   ▶ 감초 1.0g   ▶ 생강 3.0g

사용법
앞의 처방을 하루 분으로 달여 식전 또는 식간에 하루 2, 3회로 나누어 복용한다.

주의사항 및
① 위장이 약하고 갈근탕(p.34)이나 마황탕(p.102)으로도 잘 낫지 않는 사람의 감기에 좋다.
② 위장이 약한 노인의 감기에 본 처방과 마황부자세신탕(p.100)을 병용해서 치료했다는 보고가 있다.
③ 위장이 약한 임신부의 감기약으로도 좋다. 일반적으로 임신부의 감기에 흔히 사용되는 계지탕(p.66)이 소화가 잘 되지 않아 속이 거북한 경우에 안성맞춤이다.

처방해설
① 기분이 개운하지 못하고 마음이 침울해지기 쉬운 사람에게 좋으며, 특히 여성의 기울(氣鬱)에 좋다.
② 향부자는 우울함을 몰아내주고, 정신을 안정시켜 주는 작용이 있다.
③ 소엽은 발한작용이 있다. 또한 마음을 안정시켜주고, 생선으로 인한 식중독을 예방하는 데 효과가 있다.
④ 진피에는 건위작용이 있다.
⑤ 감초에는 여러 약재의 효능을 완화시키고, 원기를 돕는 효과가 있다.
⑥ 생강은 열을 풀어 주고, 구역질을 멈추게 하는 기능이 있다.

황금탕 黃芩湯

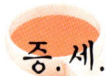

증.세.

일반적인 증상

① 설사.

② 두통.

③ 점액 또는 피가 섞인 변, 구정물과 같은 설사.

④ 입이 쓰다.

- 복부 : 명치가 막히고 아프며, 특히 오른쪽 복직근이 당긴다. 배꼽 위부분에 복통이 있다.
- 맥박 : 일정하지 않다.
- 혀 : 일정하지 않다.

적응증

설사가 나고, 복통이 있으며, 명치가 막히는 것처럼 아프고, 배가 더부룩하며, 식욕이 없고, 발한, 두통, 오한이 나며, 속이 메스꺼운 경우에 사용한다.

이밖에 급성장염, 소화불량, 피똥, 오한, 발열, 복통, 장염, 설사, 위염, 구토, 대장염, 소화불량증, 맹장염, 자궁부속기염으로 인한 복통, 대상성월경(代償性月經)에 따르는 토혈(吐血), 코피 등에 좋다.

처.방.전.

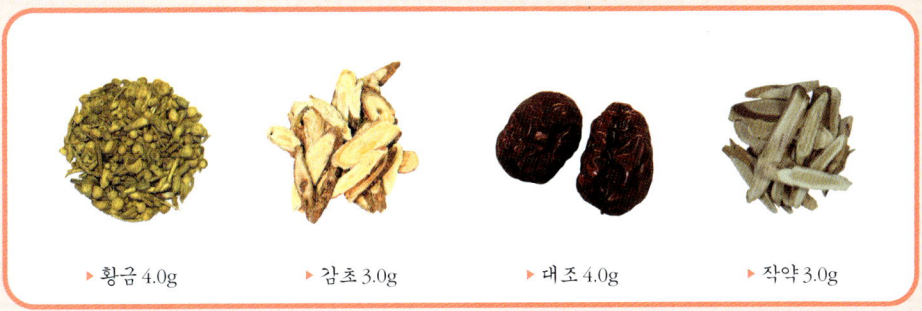

▶ 황금 4.0g   ▶ 감초 3.0g   ▶ 대조 4.0g   ▶ 작약 3.0g

사용법
앞의 처방을 하루 분으로 달여 식전 또는 식간에 하루 2, 3회로 나누어 복용한다.

주의사항
앞과 같은 증상이 있어도 오한과 발열이 번갈아 일어나는 경우에는 본 처방을 사용하지 말고, 사령탕(p.132)을 사용한다.

처방해설
① 명치가 마치고 아프며, 특히 오른쪽 복직근이 당기는 것을 치료하는 처방전에는 대부분 작약, 감초, 대조가 들어가 있다.
② 황금이 주된 약으로서 항균, 해열, 소염작용이 있고, 명치가 마치고, 아픈 증세를 제거하며 위와 장의 열을 제거해서 설사를 치료한다.
③ 황금에 진경, 진통작용이 있는 작약, 감초, 대조를 배합해서 처방한 것이다.
④ 작약과 대조는 자양강장작용이 있어 체력을 보강해주는 작용을 한다.

황련탕
黃連湯

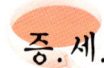 증.세.

일반적인 증상

① 구토.

② 메스껍다.

③ 불면.

④ 식욕부진.

⑤ 입냄새.

⑥ 가슴이 답답하다.

⑦ 설사, 묽은변 또는 변비.

- 복부 : 명치에서 배꼽까지 아프고, 상복부를 누르면 통증이 있다.
- 맥박 : 대체로 가라앉는다.
- 혀 : 습윤하고, 백색 또는 황색의 설태가 낀다.

적응증

체력이 중급 이상인 사람이 명치에서 배꼽사이에 통증을 느끼고, 속이 메스껍고, 구토가 나며, 가슴이 답답하고, 위 부위가 더부룩하며, 중압감이 있는 증상에 사용한다.

　이밖에 식욕부진, 숙취, 구내염, 위염, 장염, 소화불량, 위산과다증, 담석증, 회충증, 급성충수염(초기), 부인혈맥증의 복통, 구토, 식체 등에 좋다.

처.방.전.

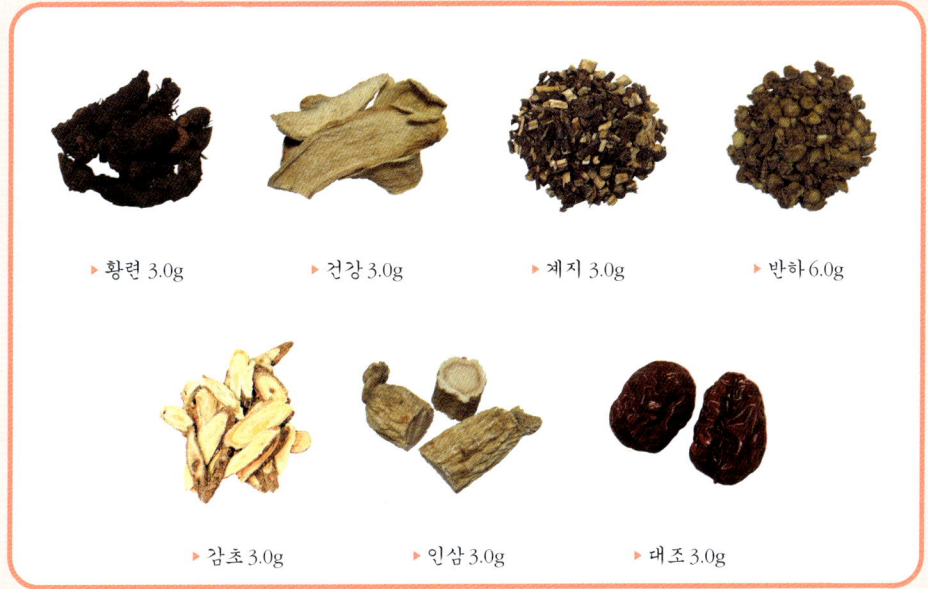

▶ 황련 3.0g　▶ 건강 3.0g　▶ 계지 3.0g　▶ 반하 6.0g
▶ 감초 3.0g　▶ 인삼 3.0g　▶ 대조 3.0g

사용법
① 앞의 처방을 하루 분으로 달여서 식전 또는 식간에 하루 2, 3회로 나누어 복용한다.
② 회충증, 급성충수염의 초기, 부인혈맥증의 복통, 구토, 식체에는 본 처방을 달여서 한꺼번에 마시는 것이 더 효과적이다.

주의사항 및 처방해설
① 본 처방은 반하사심탕(p.108)에서 황금을 계지로 바꾼 것으로 냉증, 구역질, 명치가 마치는 증세로 인한 통증이 있을 때에 사용한다.
② 가슴 속에 열이 있고, 위 속이 차갑고, 가슴 아래에서 배꼽 위까지 통증이 있는 경우에 본 처방을 사용한다.
③ 계지와 건강은 속을 덥게 해주어 통증을 제거한다.
④ 반하는 구역질과 구토를 치료한다.

황련해독탕

黃連解毒湯

증.세.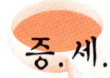

일반적인 증상

① 충혈, 염증 등에 따르는 안면홍조, 눈의 충혈, 코피.
② 토혈, 객혈.
③ 초조감, 불면, 정신불안.
④ 두통, 고혈압.
⑤ 입이 마른다.
⑥ 가슴이 답답하다.
⑦ 변이 묽고, 변비는 거의 없다.
⑧ 혈뇨, 혈변.
⑨ 피부가려움증, 발진.
⑩ 동계, 현기증.
⑪ 구역질.

- 복부 : 복벽은 전체적으로 힘이 있고, 명치가 당기며 누르면 저항압통이 있다.
- 맥박 : 가라앉아 있으나 비교적 힘이 있다.
- 혀 : 건조하며 때로는 백태 또는 황태가 낀다.

적응증

비교적 체력이 있고 흥분하기 쉬우며 얼굴이 붓고 마음이 초조하여 입이 마르고 가슴이 답답한 경우에 사용한다.

이밖에 객혈, 토혈, 하혈, 출혈, 정신불안, 신경증, 뇌일혈, 고혈압, 심계항진(心悸亢進), 노이로제, 피부가려움증, 위염, 숙취, 현기증, 동계, 불면증, 혈맥증(血脈症), 코피, 고혈압에 따르는 불면증, 구내염, 열성질환(熱性疾患), 뇌졸중의 예방, 숙취의 예방, 두드러기, 주사비, 흑피증, 광조증 등에 좋다.

처.방.전.

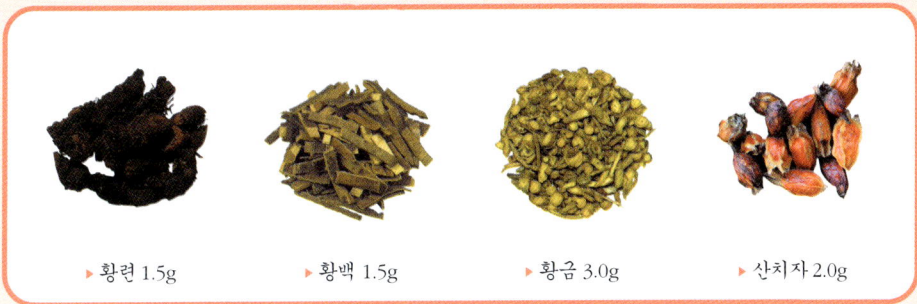

▶ 황련 1.5g   ▶ 황백 1.5g   ▶ 황금 3.0g   ▶ 산치자 2.0g

사용법
앞의 처방을 하루 분으로 달여 식전 또는 식간에 하루 2, 3회로 나누어 복용한다.

주의사항 및 처방해설

① 본 처방은 체내에 울열*에 의해서 상반신이 상기되고 염증, 충혈, 출혈과 같은 상태를 개선하는작용이 있고 소염, 진통, 지혈의 효과가 있다.

② 뇌충혈(腦充血)로 인한 현기증, 정신불안, 출혈, 불면 등에 효과가 있으며 보통의 진정제나 안정제, 수면제 등이 듣지 않을 때 사용하면 효과를 볼 수 있다.

③ 자동차의 충돌이아 추돌로 강한 충격을 받았을 때 목뼈를 다쳐서 두통이나 마비 등의 후유증이 나는 경우에 수반되는 두통이 본 처방으로 호전되었다는 실례가 있다.

④ 과학기술처의 〈고혈압 및 뇌졸중의 예방과 생활환경인자에 관한 종합연구〉에서 흰쥐를 이용한 실험결과, 황련해독산은 직접적으로 혈압을 내리지는 않았으나 뇌졸중이 1/3이하로 감소해 수명이 32%나 연장되었다는 보고가 있어 본 처방이 뇌졸중의 예방에 효과가 있다는 것이 판명되었다.

⑤ 황련과 황금은 염증과 충혈을 제거하고, 명치가 당기는 것을 제거하며, 불안감을 없애 준다.

⑥ 황백과 산치자과 함께 사용하면 해열, 항균, 소염, 진정, 이담, 지혈, 이뇨, 강압(降壓) 등의 효과를 나타낸다.

● 울열(鬱熱) 열병 뒤 열이 남아 있어 오래 지속되는 상태나 충혈.

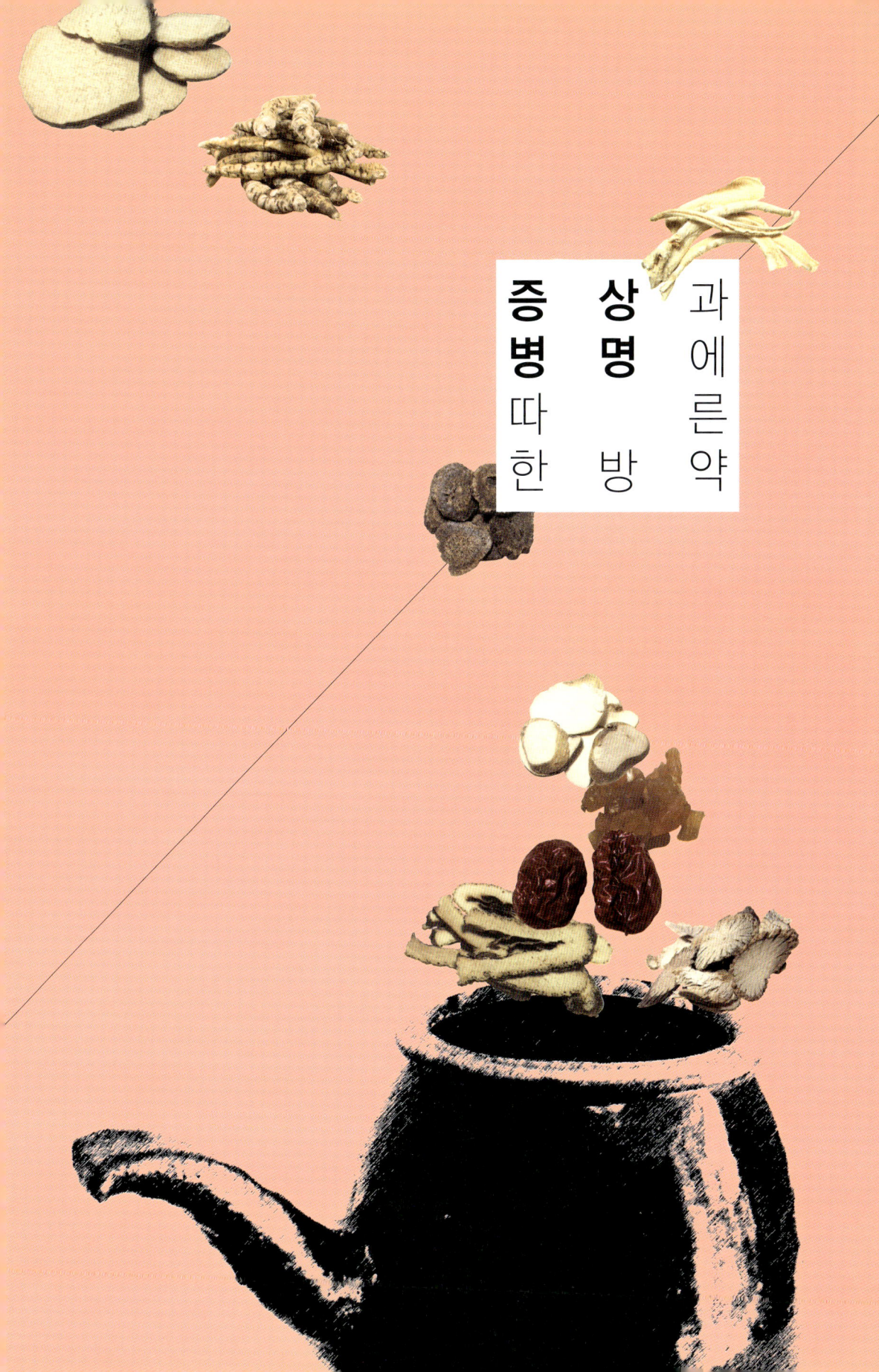

증상과 병명에 따른 한방약

[ㄱ]

가려움증

육미환 • 188
계마각반탕 • 42
온청음 • 182
황련해독탕 • 240
인진고탕 • 202
을자탕 • 192
시호계지탕 • 154
치자백피탕 • 224

가려움증(노인성)

팔미지황환 • 228
진무탕 • 218

가성근시

영계출감탕 • 172

가성콜레라

오령산 • 176

각기

팔미지황환 • 228
당귀작약산 • 76
월비가출탕 • 186
영감강미신하인탕 • 168
의이인탕 • 194
목방기탕 • 106

각기충심

오수유탕 • 184
대승기탕 • 78

각막건조증

영계출감탕 • 172

각막염

대시호탕 • 80
갈근탕 • 34
백호가인삼탕 • 122

간경변

소시호탕 • 146
대시호탕 • 80
인진고탕 • 202
계지복령환 • 58

간기능 장애

소시호탕 • 146
대시호탕 • 80
시호계지탕 • 154
온청음 • 182

간염

소시호탕 • 146
시호계지탕 • 154
대시호탕 • 80

사역산 • 136
인진고탕 • 202
계지복령환 • 58
오령산 • 176
인진오령산 • 176
대시호탕거대황 • 84
치자백피탕 • 224

간장병

소시호탕 • 146

감기

갈근탕 • 34
소청룡탕 • 150
마황탕 • 102
시호계지탕 • 154
소시호탕 • 146
계지탕 • 66
마황부자세신탕 • 100
진무탕 • 218
마행감석탕 • 96
계마각반탕 • 42
영감강미신하인탕 • 168
계지가갈근탕 • 46
대시호탕 • 80

감기(신체가 쇠약한 사람의 감기 초기)

계지탕 • 66
향소산 • 234

감기(위장허약, 신경질적인 사람의 감기 초기)
향소산 • 234

감기(노인, 허약자, 쇠약자)
마황부자세신탕 • 100
진무탕 • 218

감기(임산부)
계지탕 • 66
향소산 • 234

감기에 자주 걸리는 어린이의 체질개선
소시호탕 • 146

감기성 설사
갈근탕 • 34

감기 초기
갈근탕 • 34
승마갈근탕 • 152

감돈헤르니아
작약감초탕 • 210

감염성아나필락시
방기황기탕 • 116

갑상선기능항진증
육미환 • 188
진무탕 • 218

갑상선종
계지복령환 • 58

강피증(强皮症)
육미환 • 188

객혈
황련해독탕 • 240
온청음 • 182
삼황사심탕 • 142
저령탕 • 214

갱년기 신경증
당귀작약산 • 76
반하후박탕 • 112

갱년기 장애
계지복령환 • 58
당귀작약산 • 76
사물탕 • 134
도인승기탕 • 92

대황목단피탕 • 90
온청음 • 182
삼황사심탕 • 142
시호계지탕 • 154
당귀작약가부자탕 • 74
팔미지황환 • 228
억간산 • 166
향소산 • 234
삼물황금탕 • 140

갱년기 증후군
칠물강하탕 • 226
사역산 • 136
억간산 • 166
감맥대조탕 • 38

건망증
산조인탕 • 138

건선(乾癬)
온청음 • 182
백호가인삼탕 • 122

건조성피부병
사물탕 • 134
온청음 • 182

결막염

갈근탕 • 34
소청룡탕 • 150
대시호탕 • 80
오령산 • 176
월비가출탕 • 186
삼황사심탕 • 142
영계출감탕 • 172
계지가갈근탕 • 46
갈근탕가천궁신이 • 36

결장염
대황목단피탕 • 90

결핵성관절염
의이인탕 • 194

결핵성복막염
사역산 • 136

결핵
소시호탕 • 146

경견완증후군
의이인탕 • 194
시호계지탕 • 154

경관염
영강출감탕 • 170

경기
억간산 • 166
감맥대조탕 • 38
저령탕 • 214

경련성해소
작약감초탕 • 210

경부임파선염
억간산 • 166

고혈압
대시호탕 • 80
황련해독탕 • 240
삼황사심탕 • 142
갈근탕 • 34
계지복령환 • 58
팔미지황환 • 228
사역산 • 136
영계출감탕 • 172
당귀작약산 • 76
육미환 • 188
산조인탕 • 138
대시호탕거대황 • 84
진무탕 • 218
도인승기탕 • 92
대승기탕 • 78
사물탕 • 134

온청음 • 182
칠물강하탕 • 226

고혈압에 수반되는 증상
(동계, 어깨 결림, 상기증, 현기증)
칠물강하탕 • 226
도인승기탕 • 92
황련해독탕 • 240
대시호탕 • 80

고환염
계지복령환 • 58
소시호탕 • 146
마행감석탕 • 96

골반내 울혈증후군
당귀작약산 • 76
도인승기탕 • 92
계지복령환 • 58

골반내 염증
장옹탕 • 212

골반복막염
도인승기탕 • 92

골반내 혈종, 울혈
도인승기탕 • 92

공포증
반하후박탕 · 112

과민성대장
진무탕 · 218

과민성 장증후군
계지가작약탕 · 52
사역산 · 136
반하사심탕 · 108

관부전(冠不全)
사역산 · 136

관절 류머티즘
월비가출탕 · 186
마행의감탕 · 98
의이인탕 · 194
마황탕 · 102
작약감초부자탕 · 208

관절 류머티즘(상반신)
갈근가출부탕 · 32

관절수종(關節水腫)
방기황기탕 · 116

관절염
방기황기탕 · 116
소청룡탕 · 150

관절통
마행의감탕 · 98
의이인탕 · 194
작약감초탕 · 210
계지탕 · 66

광조증(狂躁症)
황련해독탕 · 240

광증(狂症)
대승기탕 · 78

교근경련(咬筋痙攣)
갈근탕 · 34

구갈(口渴)
오령산 · 176
팔미지황환 · 228
인진고탕 · 202
백호가인삼탕 · 122
저령탕 · 214

구내염(口內炎)
황련해독탕 · 240
삼황사심탕 · 142

반하사심탕 · 108
온청음 · 182
감초탕 · 40
황련탕 · 238
인진고탕 · 202
평위산 · 232
청심연자음 · 222
백호가인삼탕 · 122
삼물황금탕 · 140
입효산 · 206

구체(久滯)
계지가용골모려탕 · 48

구취(口臭)
반하사심탕 · 108

구토
이진탕 · 196
소반하가복령탕 · 144
대시호탕 · 80
인진오령산 · 176
황련탕 · 238
황금탕 · 236
오령산 · 176
인삼탕 · 198
사군자탕 · 130
오수유탕 · 184

사령탕 • 132

구토증
반하후박탕 • 112
오수유탕 • 184
소반하가복령탕 • 144

권태감
당귀작약산 • 76
십전대보탕 • 160

궤양
갈근가출부탕 • 32
영강출감탕 • 170

궤양성대장염
시호계지탕 • 154
대황목단피탕 • 90
진무탕 • 218

근골위축(筋骨萎縮)
육미환 • 188

근육 류머티즘
갈근탕 • 34
마행의감탕 • 98
의이인탕 • 194
작약감초탕 • 210

계지탕 • 66
갈근가출부탕 • 32
작약감초부자탕 • 208

근육염
방기황기탕 • 116
갈근탕 • 34

근육의 경련
작약감초탕 • 210

근육통
작약감초탕 • 210
마행의감탕 • 98
의이인탕 • 194
작약감초탕 • 210
계지탕 • 66
갈근가출부탕 • 32
작약감초부자탕 • 208

급격한 위통
작약감초탕 • 210

급성가사(急性假死)
마황탕 • 102

급성간염
소시호탕 • 146

대시호탕 • 80
인진고탕 • 202
치자백피탕 • 224

급성대장염
사역산 • 136
갈근탕가천궁신이 • 36

급성변비
대승기탕 • 78

급성신염
오령산 • 176
소청룡탕 • 150
인진고탕 • 202
방기황기탕 • 116

급성열병에 수반되는 변비 또는 설사
조위승기탕 • 216

급성열성병
소시호탕 • 146

급성위염
황련탕 • 238
반하사심탕 • 108
인삼탕 • 198

급성위염(폭음, 폭식에 의한)
평위산 • 232

급성위장염
반하사심탕 • 108
사령탕 • 132
오령산 • 176

급성위장염의 구토
소반하가복령탕 • 144

급성위장염
반하사심탕 • 108
대시호탕 • 80
오령산 • 176
황금탕 • 236

급성인두염
감초탕 • 40

급성부종
소청룡탕 • 150

급성장염
계지가작약탕 • 52
계지가작약대황탕 • 50
인삼탕 • 198
황금탕 • 236

급성중독
감초탕 • 40

급성충수염
대황목단피탕 • 90
계지가작약대황탕 • 50
장옹탕 • 212

급성충수염 초기
황련탕 • 238

급성췌염(急性膵炎)
대시호탕 • 80
대승기탕 • 78

급성폐렴
대승기탕 • 78

기관지염
갈근탕 • 34
소청룡탕 • 150
소시호탕 • 146
마행감석탕 • 96
맥문동탕 • 104
반하후박탕 • 112
사역산 • 136
마황부자세신탕 • 100
영감강미신하인탕 • 168

신비탕 • 158
오호탕 • 180
시호계지탕 • 154
이진탕 • 196
길경석고 • 70

기관지 천식
소청룡탕 • 150
소시호탕 • 146
반하후박탕 • 112
대시호탕 • 80
마행감석탕 • 96
맥문동탕 • 104
신비탕 • 158
마황탕 • 102
마황부자세신탕 • 100
대시호탕거대황 • 84
영감강미신하인탕 • 168
오호탕 • 180
육미환 • 188
작약감초탕 • 210
목방기탕 • 106

기관지 확장증
소시호탕 • 146
대시호탕 • 80
시호계지탕 • 154
맥문동탕 • 104

기능성자궁출혈
궁귀교애탕 • 88

기립성실조증(起立性失調症)
영계출감탕 • 172

기립성현기증
영계출감탕 • 172

기면증(嗜眠症)
산조인탕 • 138

기미
당귀작약산 • 76
온청음 • 182
사물탕 • 134

기울증(氣鬱症)
이진탕 • 196

기절
마황탕 • 102

기좌호흡(起坐呼吸)
목방기탕 • 106

기침
마행감석탕 • 96

맥문동탕 • 104
소청룡탕 • 150
반하후박탕 • 112
길경석고 • 70
계마각반탕 • 42
오호탕 • 180

기침(가래가 많이 나온다)
이진탕 • 196

기침(가래를 끊기 어렵다)
맥문동탕 • 104

기침(묽은 가래를 수반한다)
소청룡탕 • 150

기침(심하다)
감초탕 • 40

[ㄴ]

나력(결핵성경부임파선염)
소시호탕 • 146
십전대보탕 • 160

난관염(난소염)
계지복령환 • 58
대황목단피탕 • 90

도인승기탕 • 92
장옹탕 • 212

난산
마황탕 • 102

난청
대시호탕 • 80

내출혈(외상 뒤의)
계지복령환 • 58
도인승기탕 • 92
궁귀교애탕 • 88

냉
진무탕 • 218

냉방병
영강출감탕 • 170

냉으로 인한 상기증
계지복령환 • 58
도인승기탕 • 92

냉증
계지복령환 • 58
당귀작약산 • 76
사물탕 • 134

사역탕 • 136
인삼탕 • 198

네프로제
오령산 • 176
팔미지황환 • 228
방기황기탕 • 116
소청룡탕 • 150
월비가출탕 • 186
인진오령산 • 176
저령탕 • 214
진무탕 • 218
인진고탕 • 202
반하후박탕 • 112
목방기탕 • 106
영감강미신하인탕 • 168

네프로제형 신염
소청룡탕 • 150

노이로제
계지가용골모려탕 • 48
황련해독탕 • 240
영계출감탕 • 172
대시호탕 • 80
반하후박탕 • 112
시호계지탕 • 154
인진고탕 • 202

이진탕 • 196

노인성습진
팔미지황환 • 228

노인성시력감퇴
팔미지황환 • 228
육미환 • 188

노인성치매
황련해독탕 • 240
당귀작약산 • 76
팔미지황환 • 228

노인의 해소
복령음 • 126
계지가후박행인탕 • 58

농포증(膿疱症)
삼물황금탕 • 140

뇌막염
진무탕 • 218

뇌염
백호가인삼탕 • 122
대승기탕 • 78

뇌일혈(뇌출혈, 뇌졸중)
황련해독탕 • 240
삼황사심탕 • 142
대시호탕 • 80
계지가용골모려탕 • 48
계지복령환 • 58
진무탕 • 218
팔미지황환 • 228
백호가인삼탕 • 122
이진탕 • 196

뇌졸중 예방
황련해독탕 • 240

뇌충혈(腦充血)
삼황사심탕 • 142

뇌출혈로 인한 상기증
황련해독탕 • 240

뇌혈관장애
억간산 • 166

눈다래끼
갈근탕 • 34
치자백피탕 • 224

눈의 충혈

황련해독탕 • 240
삼황사심탕 • 142
갈근탕 • 34

느침(군침)
인삼탕 • 198
소청룡탕 • 150

늑간신경통
대시호탕 • 80
인삼탕 • 198
사역산 • 136
대시호탕거대황 • 84

[ㄷ]

다몽(多夢)
산조인탕 • 138

다발성관절염
의이인탕 • 194

다한증(多汗症)
방기황기탕 • 116
계지가황기탕 • 54

닭살
온청음 • 182

의이인탕 • 194

담(痰)
소청룡탕 • 150
맥문동탕 • 104

담낭염
소시호탕 • 146
대시호탕 • 80
시호계지탕 • 154
인진고탕 • 202
사역산 • 136
대시호탕거대황 • 84
치자백피탕 • 224
백호가인삼탕 • 122

담도감염증
사역산 • 136

담석증
대시호탕 • 80
소시호탕 • 146
작약감초탕 • 210
사역산 • 136
시호계지탕 • 154
대시호탕거대황 • 84
오령산 • 176
복령음 • 126

치자백피탕 • 224
황련탕 • 238

당뇨병
팔미지황환 • 228
백호가인삼탕 • 122
육미환 • 188
대시호탕 • 80
오령산 • 176
인삼탕 • 198
청심연자음 • 222
진무탕 • 218
맥문동탕 • 104

당뇨병 초기(심한 구갈)
백호가인삼탕 • 122

대상성월경(代償性月經)
계지복령환 • 58
삼황사심탕 • 142
황금탕 • 236

대상 헬페스
갈근탕 • 34
소시호탕 • 146

대장염
대시호탕 • 80

계지가작약탕 • 52

대하

계지복령환 • 58
당귀작약산 • 76
영강출감탕 • 170
청시연자음 • 222

동계(動悸)

영계출감탕 • 172
황련해독탕 • 240
진무탕 • 218
당귀작약산 • 76
목방기탕 • 106

동맥경화

대시호탕 • 80
팔미지황환 • 228
육미환 • 188
황련해독탕 • 240
삼황사심탕 • 142
계지복령환 • 58
도인승기탕 • 92
대황목단피탕 • 90
대시호탕거대황 • 84
칠물강하탕 • 226

두드러기

갈근탕 • 34
온청음 • 182
황련해독탕 • 240
대시호탕 • 80
계지복령환 • 58
인진오령산 • 176
인진고탕 • 202
소청룡탕 • 150
향소산 • 234
치자백피탕 • 224
방기황기탕 • 116
대황목단피탕 • 90
백호가인삼탕 • 122
삼물황금탕 • 140

두통(머리무거움증)

갈근탕 • 34
오령산 • 176
대시호탕 • 80
계지탕 • 66
이진탕 • 196
향소산 • 234
시호계지탕 • 154
갈근탕가천궁신이 • 36
칠물강하탕 • 226
영계출감탕 • 172
대승기탕 • 78
삼물황금탕 • 140

계지가갈근탕 • 46
당귀작약산 • 76
도인승기탕 • 92

땀(색이 누렇다)

계지가황기탕 • 54

땀띠

계지가황기탕 • 54

[ㄹ]

레이노병

계지복령환 • 58

류머티즘

진무탕 • 218

[ㅁ]

마비(부분적인)

삼황사심탕 • 142
계지복령환 • 58
도인승기탕 • 92
대시호탕 • 80

마비동통

갈근가출부탕 • 32

만성간염
소시호탕 • 146
대시호탕 • 80
시호계지탕 • 154
계지복령환 • 58
인진오령산 • 176
십전대보탕 • 160
인진고탕 • 202

만성간염의 소화기증상
반하사심탕 • 108

만성결장염
인삼탕 • 198

만성관절염
작약감초부자탕 • 208
마행의감탕 • 98
의이인탕 • 194

만성기관지염
시호계지탕 • 154
소시호탕 • 146
대시호탕 • 80
맥문동탕 • 104
반하후박탕 • 112
영감강미신하인탕 • 168
사역산 • 136

영계출감탕 • 172
계지가후박행인탕 • 56

만성대장염
사역산 • 136
계지가작약대황탕 • 50

만성두통
오령산 • 176
오수유탕 • 184
이진탕 • 196

만성방광염
팔미지황환 • 228
청심연자음 • 222
당귀작약산 • 76

만성복막염
계지가작약탕 • 52
진무탕 • 218

만성비염
갈근탕가천궁신이 • 36
소시호탕 • 146

만성설사
반하사심탕 • 108
인삼탕 • 198

진무탕 • 218

만성습진
온청음 • 182
소시호탕 • 146
대시호탕 • 80
월비가출탕 • 186

만성신경통
작약감초부자탕 • 208

만성신우염
육미환 • 188
팔미지황환 • 228
당귀작약산 • 76
진무탕 • 218
당귀작약가부자탕 • 74
청심연자음 • 222
칠물강하탕 • 226
십전대보탕 • 160
영감강미신하인탕 • 168
목방기탕 • 106

만성위염
반하사심탕 • 108
안중산 • 164
복령음 • 126
사역산 • 136

평위산 · 232
황련해독탕 · 240
시호계지탕 · 154
사군자탕 · 130
대시호탕 · 80
인삼탕 · 198
소시호탕 · 146
맥문동탕 · 104
영계출감탕 · 172

만성위장염
반하사심탕 · 108
계비탕 · 44
인삼탕 · 198
소시호탕 · 146
평위산 · 232
부자이중탕 · 128

만성위장 장애
반하사심탕 · 108
소시호탕 · 146

만성임질
청심연자음 · 222

만성장염
반하사심탕 · 108
계지가작약대황탕 · 50

진무탕 · 218
인삼탕 · 198
계지가작약탕 · 52

만성중이염
갈근탕가천궁신이 · 36

만성축성시신경염
(慢性軸性視神經炎)
영계출감탕 · 172

만성충수염
계지가작약탕 · 52
계지복령환 · 58
계지가작약대황탕 · 50
대황목단피탕 · 90

만성편도선염
길경탕 · 72

말라리아(학질)
소시호탕 · 146
시호계지탕 · 154
대시호탕 · 80

맥립종(麥粒腫)
갈근탕 · 34
계지복령환 · 58

배농산급탕 · 120

맹장부의 급·만성통증
장옹탕 · 212

맹장염
대황목단피탕 · 90
장옹탕 · 212

**머리가 한 쪽으로
기울었을 때**
억간산 · 166

머리에서 땀이 날 때
인진고탕 · 202
오령산 · 176

메니에르 증후군
영계출감탕 · 172
오령산 · 176
진무탕 · 218
계지복령환 · 58

면정(面疔)
갈근탕 · 34
배농산급탕 · 120
대시호탕 · 80

목디스크
오령산 • 176
계지복령환 • 58
도인승기탕 • 92
갈근탕 • 34
영계출감탕 • 172

몽교(夢交)
계지가용골모려탕 • 48

몽정(夢精)
계지가용골모려탕 • 48
청심연자음 • 222

무도병(無蹈病)
감맥대조탕 • 38

무사마귀
의이인탕 • 194

무월경
사물탕 • 134
팔미지황환 • 228

무좀
마행의감탕 • 98
월비가출탕 • 186
영계출감탕 • 172

무취증(無臭症)
갈근탕가천궁신이 • 36

물사마귀
계지가황기탕 • 54

미열
소시호탕 • 146
시호계지탕 • 154
계지복령환 • 58
계지가용골모려탕 • 48
계지탕 • 66

[ㅂ]

바르트린선염
대황목단피탕 • 90

바세드병
시호계지탕 • 154
반하후박탕 • 112
당귀작약산 • 76
영계출감탕 • 172
백호가인삼탕 • 122
인진고탕 • 202

반신불수
대시호탕 • 80

당귀작약산 • 76
계지복령환 • 58
진무탕 • 218
대시호탕거대황 • 84
사군자탕 • 130

발관절염
방기황기탕 • 116

발열
억간산 • 166

발열성질환 초기
계지가갈근탕 • 46

발작성두통
오령산 • 176
오수유탕 • 184
영계출감탕 • 172

발진성질환
갈근탕 • 34
승마갈근탕 • 152
갈근가출부탕 • 32

발진을 수반하는 열성질환 초기
갈근탕 • 34

승마갈근탕 • 152

발의 통증
당귀작약산 • 76

방광결석(동통, 배뇨곤란)
작약감초탕 • 210
저령탕 • 214

방광신경증
청심연자음 • 222
사역산 • 136

방광염
저령탕 • 214
오령산 • 176
팔미지황환 • 228
도인승기탕 • 92
청심연자음 • 222
대황목단피탕 • 90

배뇨곤란
육미환 • 188
팔미지황환 • 228

배뇨통
저령탕 • 214
작약감초탕 • 210

감초탕 • 40
청심연자음 • 222

배옹(背癰)
갈근탕 • 34

백내장
팔미지황환 • 228
인삼탕 • 198

백대하
당귀작약산 • 76
영강출감탕 • 170
팔미지황환 • 228

백반증
사물탕 • 134

백일해
소시호탕 • 146
맥문동탕 • 104
마행감석탕 • 96
소청룡탕 • 150
반하후박탕 • 112
영감강미신하인탕 • 168

백혈병
십전대보탕 • 160

베체트병
온청음 • 182

변비
대황감초탕 • 88
대승기탕 • 78
조위승기탕 • 216
대시호탕 • 80
삼황사심탕 • 142
계지복령환 • 58
도인승기탕 • 92
대황목단피탕 • 90
을자탕 • 192
팔미지황환 • 228

변비에 수반되는 치핵(痔核)
을자탕 • 192

변형성관절염
월비가출탕 • 186

변형성무릎관절염
방기황기탕 • 116
월비가출탕 • 186

병후의 미열
십전대보탕 • 160

병후의 쇠약
십전대보탕 · 160

병후의 식욕부진
계비탕 · 44

병후의 체력저하
인삼탕 · 198
십전대보탕 · 160

보행 곤란
작약감초탕 · 210

복막염
소시호탕 · 146
시호계지탕 · 154
진무탕 · 218
계지복령환 · 58
영감강미신하인탕 · 168

복막(腹膜)유착후유증
계지복령환 · 58

복부팽만
계지가작약탕 · 52
계지가작약대황탕 · 50

복부팽만, 복통
계지가작약탕 · 52

복수(腹水)
십전대보탕 · 160
오령산 · 176
인진오령산 · 176
영감강미신하인탕 · 168

복통
작약감초탕 · 210
안중산 · 164
사역산 · 136
계지가작약탕 · 52
대황감초탕
사령탕 · 132
시호계지탕 · 154
당귀작약산 · 76
당귀작약가부자탕 · 74
황련탕 · 238

복통(한냉으로 인한)
계지탕 · 66

부고환염
소시호탕 · 146
대황목단피탕 · 90

부비강염
갈근탕 · 34
갈근탕가천궁신이 · 36
갈근탕가길경석고 · 70

부스럼
방기황기탕 · 116
배농산급탕 · 120

부인과계 기능장애
계지복령환 · 58
당귀작약산 · 76
도인승기탕 · 92

부인 냉증
당귀작약산 · 76
당귀작약가부자탕 · 74
계지복령환 · 58

부인병 성약(聖藥)
사물탕 · 134
당귀작약산 · 76

부인 하복부통
도인승기탕 · 92
대황목단피탕 · 90
계지복령환 · 58

부인 혈맥증

계지복령환 · 58
당귀작약산 · 76
도인승기탕 · 92
온청음 · 182
반하후박탕 · 112

부인 혈맥증의 복통 · 구토
황련탕 · 238

부정맥
당귀작약산 · 76

부정성기출혈
궁귀교애탕 · 88

부정수소 증후군(여성)
도인승기탕 · 92

부종
당귀작약산 · 76
방기황기탕 · 116
반하후박탕 · 112
당귀작약가부자탕 · 74
목방기탕 · 106
팔미지황환 · 228
소청룡탕 · 150
영감강미신하인탕 · 168
육미환 · 188

인진고탕 · 202
사령탕 · 132

부종(특발성)
오령산 · 176
당귀작약산 · 76
저령탕 · 214

부패성기관지염
길경탕 · 72

불면증
계지가용골모려탕 · 48
반하후박탕 · 112
삼황사심탕 · 142
산조인탕 · 138
반하사심탕 · 108
억간산 · 166
영계출감탕 · 172
시호계지탕 · 154
감맥대조탕 · 38
대시호탕 · 80
저령탕 · 214
황련해독탕 · 240
인진고탕 · 202
대시호탕거대황 · 84
삼물황금탕 · 140

불면증(고혈압으로 인한)
황련해독탕 · 240

불안번조감
오수유탕 · 184

불안신경증
계지가용골모려탕 · 48
반하후박탕 · 112
시호계지탕 · 154
복령음 · 126
반하후박탕 · 112
산조인탕 · 138

불임증
계지복령환 · 58
당귀작약산 · 76
대황목단피탕 · 90
도인승기탕 · 92
대시호탕 · 80
인삼탕 · 198
팔미지황환 · 228

비강염
갈근탕가천궁신이 · 36

VDT 증후군
시호계지탕 · 154

비농근(腓膿筋)경련
작약감초탕 • 210

비듬
마행의감탕 • 98
대시호탕 • 80
온청음 • 182

비만
갈근탕가천궁신이 • 36
갈근탕 • 34

비염
갈근탕 • 34
소청룡탕 • 150
갈근탕가천궁신이 • 36
사역산 • 136

비염(콧물이 많다)
소청룡탕 • 150

빈뇨
저령탕 • 214
팔미지황환 • 228
육미환 • 188
청심연자음 • 222

빈혈

소시호탕 • 146
사물탕 • 134
궁귀교애탕 • 88
당귀작약산 • 76
십전대보탕 • 160
사군자탕 • 130

빈혈(산전, 산후의)
당귀작약산 • 76

빈혈(재생불량)
십전대보탕 • 160

[ㅅ]

사마귀
마행의감탕 • 98

사지무력증
사군자탕 • 130

산욕열(産褥熱)
소시호탕 • 146
삼물황금탕 • 140

산전, 산후의 장애
사물탕 • 134

삼나무 꽃가루증
소청룡탕 • 150

삼출성늑막염
영감강미신하인탕 • 168

삼출성중이염(滲出性中耳炎)
영계출감탕 • 172

상반신 관절통
갈근가출부탕 • 32

상반신 신경통
갈근탕 • 34

상습성변비
대시호탕 • 80
계지복령환 • 58
도인승기탕 • 92
대황목단피탕 • 90
대황감초탕 • 88
삼황사심탕 • 142
대승기탕 • 78
계지가작약대황탕 • 50

상습성두통
오령산 • 176

서체(暑滯)
오령산 • 176
백호가인삼탕 • 122
사령탕 • 132

설사(묽은)
오령산 • 176
계비탕 • 44
사령탕 • 132

설사(어린이, 젖먹이)
오령산 • 176

설염(舌炎)
입효산 • 206

성기능 저하
사역산 • 136

성대부종(聲帶浮腫)
반하후박탕 • 112

성적신경쇠약
계지가용골모려탕 • 48
청심연자음 • 222
육미환 • 188

성홍열
승마갈근탕 • 152
갈근탕 • 34

소모성질환으로 인한 쇠약
십전대보탕 • 160

소모성질환의 체력증강
소시호탕 • 146

소양성피부질환
갈근가출부탕 • 32

소화불량
평위산 • 232
복령음 • 126
반하사심탕 • 108
진무탕 • 218
황련탕 • 238
황금탕 • 236
인삼탕 • 198
계비탕 • 44

손바닥 각화증
계지복령환 • 58
마행의감탕 • 98
온청음 • 182
사물탕 • 134
삼물황금탕 • 140

의이인탕 • 194

손바닥, 발바닥의 번열
삼물황금탕 • 140

손발이 거칠어질 때
계지복령환가의이인 • 62

손발이 달아오를 때
삼물황금탕 • 140
팔미지황환 • 228

손발이 찰 때
당귀작약산 • 76
십전대보탕 • 160
사역산 • 136

쇼크
부자이중탕 • 128

수술후 전신쇠약
십전대보탕 • 160

수종성각기(水腫性脚氣) 구토
소반하가복령탕 • 144

숙변(宿便)
계지가작약대황탕 • 50

숙취
오령산 • 176
인진오령산 • 176
반하사심탕 • 108
황련해독탕 • 240
황련탕 • 238
이진탕 • 196
치자백피탕 • 224
삼황사심탕 • 142

숙취로 인한 메슥거림
인진오령산 • 176

숙취 예방
황련해독탕 • 240

숫치질
을자탕 • 192

쉰목소리
반하후박탕 • 112
맥문동탕 • 104
감초탕 • 40
길경석고 • 70

스트로풀루스
백호가인삼탕 • 122
계지가황기탕 • 54

습관성두통
오수유탕 • 184

습관성방광염
당귀작약산 • 76

습관성유산(예방)
당귀작약산 • 76
당귀작약가부자탕 • 74

습관성편두통
오수유탕 • 184

습성(삼출성)늑막염
소청룡탕 • 150
영감강미신하인탕 • 168

습성늑막염의 구토
소반하가복령탕 • 144

습성피부병
계마각반탕 • 42

습진
황련해독탕 • 240
온청음 • 182
월비가출탕 • 186
갈근탕 • 34

소청룡탕 • 150
계마각반탕 • 42
계지복령환 • 58
팔미지황환 • 228
당귀작약산 • 76
영강출감탕 • 170
마행의감탕 • 98
대황목단피탕 • 90
갈근탕가천궁신이 • 36
삼물황금탕 • 140
도인승기탕 • 92
백호가인삼탕 • 122
갈근가출부탕 • 32
진무탕 • 218

시력감퇴
팔미지황환 • 228
육미환 • 188
십전대보탕 • 160

식도신경증
반하후박탕 • 112

식욕부진
평위산 • 232
대시호탕 • 80
십전대보탕 • 160
대시호탕거대황 • 84

계비탕 • 44

식은땀
십전대보탕 • 160
방기황기탕 • 116
계지가황기탕 • 54
산조인탕 • 138
칠물강하탕 • 226

식중독
이진탕 • 196
대승기탕 • 78
감초탕 • 40
오수유탕 • 184

식체
대승기탕 • 78
황련탕 • 238

신결석(腎結石)
대시호탕 • 80
저령탕 • 214
작약감초탕 • 210

신경과민
억간산 • 166

신경성구토

반하사심탕 • 108
반하후박탕 • 112
소반하가복령탕 • 144

신경성두통
반하후박탕 • 112

신경성복통
향소산 • 234

신경성월경곤란증
안중산 • 164

신경성식도협착
반하후박탕 • 112

신경성위염
반하사심탕 • 108
반하후박탕 • 112
안중산 • 164
사역산 • 136
대시호탕 • 80

신경성인두증
반하후박탕 • 112

신경쇠약
반하후박탕 • 112

계지가용골모려탕 • 48
억간산 • 166
대시호탕 • 80
십전대보탕 • 160
진무탕 • 218
대시호탕거대황 • 84
영계출감탕 • 172
육미환 • 188
향소산 • 234
계지탕 • 66
산조인탕 • 138

신경순환무력증
영계출감탕 • 172

신경증
반하후박탕 • 112
황련해독탕 • 240
감맥대조탕 • 38
계지복령환 • 58
억간산 • 166
시호계지탕 • 154
반하사심탕 • 108
온청음 • 182
삼황사심탕 • 142
영계출감탕 • 172
대시호탕 • 80
사물탕 • 134

삼물황금탕 • 140
산조인탕 • 138
청심연자음 • 222
대승기탕 • 78

신경증(어린이, 부인)
감맥대조탕 • 38

신경질
사역산 • 136
영계출감탕 • 172

신경통
시호계지탕 • 154
갈근탕 • 34
계지탕 • 66
마행의감탕 • 98
마황부자세신탕 • 100
당귀작약가부자탕 • 74
계지가갈근탕 • 46
갈근탕가천궁신이 • 36

신·방광결석에 의한 배뇨곤란
저령탕 • 214

신성(腎性)고혈압
칠물강하탕 • 226

신염, 신장염
팔미지황환 • 228
오령산 • 176
육미환 • 188
소청룡탕 • 150
방기황기탕 • 116
월비가출탕 • 186
저령탕 • 214
대시호탕 • 80
시호계지탕 • 154
사역산 • 136
반하후박탕 • 112
마행의감탕 • 98
백호가인삼탕 • 122
사물탕 • 134
인진고탕 • 202

신염의 부종
인진오령산 • 176

신우염
저령탕 • 214
소시호탕 • 146
오령산 • 176
팔미지황환 • 228
대시호탕 • 80

신장(방광) 결핵

저령탕 • 214
십전대보탕 • 160
청심연자음 • 222
방기황기탕 • 116

신장질환
팔미지황환 • 228
소시호탕 • 146
당귀작약산 • 76
소청룡탕 • 150
영계출감탕 • 172
영감강미신하인탕 • 168
목방기탕 • 106

심계항진(心悸亢進)
계지가용골모려탕 • 48
황련해독탕 • 240
진무탕 • 218
사역산 • 136
산조인탕 • 138

심근경색
대시호탕 • 80

심내막염
목방기탕 • 106

심부전

진무탕 • 218

심상성건선(尋常性乾癬)
온청음 • 182

심장변막증
목방기탕 • 106
대시호탕 • 80
당귀작약산 • 76
진무탕 • 218
영계출감탕 • 172

심장병
목방기탕 • 106

심장성부종
방기황기탕 • 116
진무탕 • 218

심장성천식
목방기탕 • 106
반하후박탕 • 112
영감강미신하인탕 • 168

심장쇠약
당귀작약산 • 76
십전대보탕 • 160
영계출감탕 • 172

영감강미신하인탕 • 168
대시호탕 • 80

심장신경증
반하후박탕 • 112
반하사심탕 • 108
산조인탕 • 138

심하부(心下部) 긴장동통
시호계지탕 • 154

십이지장궤양
시호계지탕 • 154
반하사심탕 • 108

[ㅇ]

아킬레스건 동통
작약감초탕 • 210

아테토제
진무탕 • 218

아토피성 피부염
온청음 • 182
육미환 • 188

안면백선(安眠白癬)

마행의감탕 • 98
온청음 • 182

알레르기성 비염
소청룡탕 • 150
인삼탕 • 198
향소산 • 234
마황부자세신탕 • 100
마황탕 • 102

알레르기성 체질개선
온청음 • 182

액취(겨드랑이 냄새)
방기황기탕 • 116

야경증(夜警症)
계지가용골모려탕 • 48

야뇨증
팔미지황환 • 228
시호계지탕 • 154
계지가용골모려탕 • 48
육미환 • 188
백호가인삼탕 • 122
영강출감탕 • 170
사군자탕 • 130
갈근탕 • 34

월비가출탕 • 186

진무탕 • 218

마황탕 • 102

인삼탕 • 198

소청룡탕 • 150

야제증(夜啼症)

감맥대조탕 • 38

약물로 인한 위장장애

반하사심탕 • 108

약물 복용후의 메스꺼움

향소산 • 234

약물 부작용으로 인한 복통

작약감초탕 • 210

약물중독

오수유탕 • 184

감초탕 • 40

양통(痒痛)

온청음 • 182

황련해독탕 • 240

어깨 결림

사물탕 • 134

온청음 • 182

어깨관절의 주위염

의이인탕 • 194

어린이 복통

작약감초탕 • 210

계지가작약탕 • 52

어린이, 부인의 신경증

감맥대조탕 • 38

어린이 소화불량

반하사심탕 • 108

평위산 • 232

진무탕 • 218

계비탕 • 44

어린이 스트로풀루스

계지가황기탕 • 54

어린이 야뇨증

육미환 • 188

마황탕 • 102

월비가출탕 • 186

영강출감탕 • 170

어린이 야제증

억간산 • 166

어린이 경기

감맥대조탕 • 38

대승기탕 • 78

어린이 구토, 오심(惡心)

소반하가복령탕 • 144

오령산 • 176

이진탕 • 196

인진오령산 • 176

대시호탕 • 80

사군자탕 • 130

오수유탕 • 184

어린이 식욕부진

인삼탕 • 198

십전대보탕 • 160

평위산 • 232

대시호탕 • 80

어린이 식체

조위승기탕 • 216

어린이 자가중독

진무탕 • 218

오령산 • 176

어린이 주기성 구토
인삼탕 · 198

어린이 천식
마행감석탕 · 96
신비탕 · 158
소청룡탕 · 150
오호탕 · 180
맥문동탕 · 104
마황탕 · 102
영감강미신하인탕 · 168

어육중독(魚肉中毒)
향소산 · 234

어혈(瘀血)
당귀작약산 · 76
도인승기탕 · 92
계지복령환 · 58
대황목단피탕 · 90

여드름
계지복령환 · 58
당귀작약산 · 76
도인승기탕 · 92
계지복령환가의이인 · 62
대황목단피탕 · 90
온청음 · 182

여름타기
삼물황금탕 · 140

열사병
백호가인삼탕 · 122

열성설사
황금탕 · 236

열성질환
백호가인삼탕 · 122

열성질환 초기
갈근탕 · 34
마황탕 · 102

오십견(五十肩)
갈근탕 · 34
갈근가출부탕 · 32
작약감초탕 · 210
작약감초부자탕 · 208
계지가갈근탕 · 46

요도염
저령탕 · 214

요독증
오령산 · 176

백호가인삼탕 · 122
오수유탕 · 184

요로결석
저령탕 · 214

요통
팔미지황환 · 228
육미환 · 188
작약감초탕 · 210
영강출감탕 · 170
당귀작약산 · 76
도인승기탕 · 92
의이인탕 · 194
마행의감탕 · 98

욕창
십전대보탕 · 160

우는 중풍
감맥대조탕 · 38

월경과다증
궁귀교애탕 · 88

월경곤란증
계지복령환 · 58
당귀작약산 · 76

도인승기탕 • 92
온청음 • 182
대황목단피탕 • 90
사역산 • 136

월경과다
사물탕 • 134

월경불순
계지복령환 • 58
계지복령환가의이인 • 62
당귀작약산 • 76
도인승기탕 • 92
대황목단피탕 • 90
온청음 • 182
사물탕 • 134
방기황기탕 • 116
사역산 • 136

월경중 정신불안
도인승기탕 • 92

월경이상
계지복령환 • 58
당귀작약산 • 76
육미환 • 188

월경전 증후군
사역산 • 136

월경통
계지복령환 • 58
당귀작약산 • 76
당귀작약가부자탕 • 74
작약감초탕 • 210
대승기탕 • 78
장옹탕 • 212
대황목단피탕 • 90
도인승기탕 • 92
사물탕 • 134
안중산 • 164

월경폐지
대승기탕 • 78

유문협착(幽門狹窄)
반하사심탕 • 108
안중산 • 164
진무탕 • 218

유방암
십전대보탕 • 160
계지복령환 • 58
계지복령환가의이인 • 62

유방염
갈근탕 • 34

유산벽
당귀작약산 • 76
계지복령환 • 58
궁귀교애탕 • 88

유산 예방
당귀작약산 • 76

유선염
갈근탕 • 34
소시호탕 • 146
배농산급탕 • 120

유선종
계지복령환 • 58

유아의 발육부전
육미환 • 188

유행성 감기
갈근탕 • 34
마황탕 • 102
시호계지탕 • 154
마황부자세신탕 • 100
승마갈근탕 • 152
계지가후박행인탕 • 56

백호가인삼탕 • 122

대승기탕 • 78

유행성 뇌·척추막염

백호가인삼탕 • 122

음부가려움증(여성)

을자탕 • 192

이를 가는 버릇

억간산 • 166

이를 뽑은 후 아플 때

입효산 • 206

이에서 피가 날 때

궁귀교애탕 • 88

계지복령환 • 58

삼황사심탕 • 142

작약감초탕 • 210

이질

갈근탕 • 34

황금탕 • 236

대승기탕 • 78

갈근탕가천궁신이 • 36

익상편(翼狀片)

월비가출탕 • 186

인후의 혹사

감초탕 • 40

인후통

길경탕 • 72

감맥대조탕 • 38

일광피부염

삼황사심탕 • 142

일본 뇌염

백호가인삼탕 • 122

일사병

백호가인삼탕 • 122

오령산 • 176

오수유탕 • 184

임산부의 여러 질병

(장애, 부종, 습관성유산, 치질, 복통)

당귀작약산 • 76

당귀작약가부자탕 • 74

임신신(姙娠腎)

당귀작약산 • 76

방기황기탕 • 116

목방기탕 • 106

소청룡탕 • 150

마행의감탕 • 98

임신중독증 예방

당귀작약산 • 76

임신해소

맥문동탕 • 104

임질

저령탕 • 214

임파선염

갈근탕 • 34

소시호탕 • 146

갈근가출부탕 • 32

배농산급탕 • 120

임포텐츠(정신성)

사역산 • 136

입덧

소반하가복령탕 • 144

당귀작약산 • 76

반하후박탕 • 112

반하사심탕 • 108

인삼탕 • 198

소시호탕 • 146
안중산 • 164
이진탕 • 196
계지탕 • 66

입덧 예방
당귀작약산 • 76

[ㅈ]

자가중독
오령산 • 176

자궁근종
계지복령환 • 58
도인승기탕 • 92

자궁내막염
계지복령환 • 58
당귀작약산 • 76
도인승기탕 • 92

자궁 및 부속기의 염증
계지복령환 • 58
도인승기탕 • 92
대황목단피탕 • 90
황금탕 • 236

자궁발육부전
당귀작약산 • 76
계지복령환 • 58
사물탕 • 134
십전대보탕 • 160

자궁실질염
계지복령환 • 58

자궁암
십전대보탕 • 160
계지복령환 • 58

자궁주위염
계지복령환 • 58

자궁출혈
궁귀교애탕 • 88
황련해독탕 • 240
삼황사심탕 • 142
온청음 • 182
사물탕 • 134
저령탕 • 214
십전대보탕 • 160

자궁하수
당귀작약산 • 76

자반병(紫斑病)
황련해독탕 • 240
계지복령환 • 58
궁귀교애탕 • 88

자율신경실조증
반하후박탕 • 112
소시호탕 • 146
대시호탕 • 80
억간산 • 166
계지복령환 • 58
당귀작약산 • 76
삼황사심탕 • 142
도인승기탕 • 92
칠물강하탕 • 226
산조인탕 • 138
삼물황금탕 • 140
육미환 • 188
팔미지황환 • 228
십전대보탕 • 160
영계출감탕 • 172
사역산 • 136

잔뇨감
저령탕 • 214
청심연자음 • 222

잠병(잠을 잘못자서 어깨와 목이

결린다)
작약감초탕 · 210
마행의감탕 · 98

장산통(腸疝痛)
작약감초탕 · 210

장서농포증
온청음 · 182

장염
계지가작약탕 · 52
저령탕 · 214
황금탕 · 236

장액성관절염
의이인탕 · 194

장액성무릎관절염
방기황기탕 · 116

장출혈
궁귀교애탕 · 88
저령탕 · 214

장티푸스
마황탕 · 102
백호가인삼탕 · 122

대승기탕 · 78
갈근탕 · 34

장폐색(장폐색)
작약감초탕 · 210

재채기
소청룡탕 · 150
맥문동탕 · 104

저단백성부종
진무탕 · 218

저릴 때(팔과 다리가)
팔미지황환 · 228

전립선비대
팔미지황환 · 228
청심연자음 · 222

전립선염
대황목단피탕 · 90

전신권태감
영강출감탕 · 170

전신쇠약
십전대보탕 · 160

절(癤)
방기황기탕 · 116
배농산급탕 · 120

절박유산
궁귀교애탕 · 88

절종증(癤腫症)
배농산급탕 · 120

점막의 궤양
배농산급탕 · 120

정력감퇴
팔미지황환 · 228

정신불안
황련해독탕 · 240
삼황사심탕 · 142

정신분열증
도인승기탕 · 92

젖먹이의 복통으로 인한 야제증(夜啼症)
작약감초탕 · 210

젖먹이의 코막힘

마황탕 • 102

조루
계지가용골모려탕 • 48

조울증
감맥대조탕 • 38

졸중발작(卒中發作)
마황탕 • 102

종두후의 발열
갈근탕 • 34

종물(腫物)
대황목단피탕 • 90

좌골신경통
팔미지황환 • 228
당귀작약산 • 76
작약감초탕 • 210
영강출감탕 • 170
마행의감탕 • 98

주근깨
계지복령환가의이인 • 62

주사비

삼황사심탕 • 142

중이염
갈근탕 • 34
대시호탕 • 80
소시호탕 • 146
갈근탕가천궁신이 • 36
배농산급탕 • 120
시호계지탕 • 154
갈근가출부탕 • 32
계지가황기탕 • 54

중풍
사물탕 • 134

지각마비
진무탕 • 218

지능발달불량
육미환 • 188

직장궤양
사역산 • 136
저령탕 • 214

직장염
대황목단피탕 • 90
계지가작약탕 • 52

사역산 • 136

짜증을 자주 낼 때
대시호탕 • 80
억간산 • 166
사역산 • 136

[ㅊ]

척수질환
진무탕 • 218

천식
소청룡탕 • 150
마행감석탕 • 96
목방기탕 • 106
사역산 • 136
시호계지탕 • 154
마황탕 • 102
인삼탕 • 198
대승기탕 • 78
신비탕 • 158
영감강미신하인탕 • 168
오호탕 • 180
갈근탕 • 34
계지가후박행인탕 • 56
영계출감탕 • 172
팔미지황환 • 228

천식발작공포증
신비탕 • 158

천식성기관지염
소청룡탕 • 150
신비탕 • 158

체력회복
(산전, 산후, 유산으로 인한)
당귀작약산 • 76

축농증
갈근탕 • 34
갈근탕가천궁신이 • 36
소시호탕 • 146
갈근탕가길경석고 • 70
소시호탕 • 146
사역산 • 136
배농산급탕 • 120
갈근가출부탕 • 32
마황부자세신탕 • 100
향소산 • 234
소반하가복령탕 • 144

출혈성위궤양
삼황사심탕 • 142

충심(衝心)

오수유탕 • 184

충치로 인한 치통
입효산 • 206
조위승기탕 • 216

췌장염
시호계지탕 • 154
작약감초탕 • 210

치루(痔瘻)
십전대보탕 • 160
배농산급탕 • 120

치은염
입효산 • 206
인진고탕 • 202
배농산급탕 • 120

치은통
입효산 • 206
조위승기탕 • 216

치주염(齒周炎)
백호가인삼탕 • 122

치조농루
육미환 • 188

백호가인삼탕 • 122
배농산급탕 • 120

치질
을자탕 • 192
계지가작약탕 • 52

치통
입효산 • 206
갈근탕 • 34
작약감초탕 • 210
도인승기탕 • 92
갈근탕가천궁신이 • 36
대시호탕 • 80
대승기탕 • 78
감초탕 • 40

치핵(痔核)
을자탕 • 192
도인승기탕 • 92
당귀작약산 • 76
계지가작약대황탕 • 50
마행감석탕 • 96
감초탕 • 40

치핵의 동통
을자탕 • 192
감초탕 • 40

작약감초탕 · 210

치환(痔患)
을자탕 · 192
계지복령환 · 58
대시호탕 · 80
대황목단피탕 · 90
대시호탕거대황 · 84
사군자탕 · 130
대승기탕 · 78
당귀작약가부자탕 · 74

[ㅋ]

카리에스
십전대보탕 · 160
사물탕 · 134

카타르성 황달
인진고탕 · 202
치자백피탕 · 224

케로이드
월비가출탕 · 186

코감기
갈근탕 · 34
마황탕 · 102

소청룡탕 · 150

코막힘
갈근탕 · 34
마황탕 · 102
소시호탕 · 146
갈근탕가천궁신이 · 36

코피
황련해독탕 · 240
삼황사심탕 · 142
승마갈근탕 · 152
도인승기탕 · 92
마황탕 · 102
온청음 · 182
칠물강하탕 · 226

콧물
소청룡탕 · 150
마황부자세신탕 · 100

[ㅌ]

타박상
계지복령환 · 58
도인승기탕 · 92

타박증

계지복령환 · 58
도인승기탕 · 92

타액분비과다증
인삼탕 · 198
소청룡탕 · 150

탈항(脫肛)
을자탕 · 192
당귀작약산 · 76
십전대보탕 · 160
사군자탕 · 130
팔미지황환 · 228

탈항의 동통
감초탕 · 40

탈모증
계지가용골모려탕 · 48

토혈
황련해독탕 · 240
삼황사심탕 · 142

통풍(痛風)
월비가출탕 · 186

트림

반하사심탕 · 108
복령음 · 126

[ㅍ]

파상풍
갈근탕 · 34
대승기탕 · 78

파킨슨병
억간산 · 166

편도염
갈근탕 · 34
승마갈근탕 · 152
소시호탕 · 146
길경탕 · 72
감초탕 · 40

편도주위염
길경탕 · 72

편두통
오령산 · 176
오수유탕 · 184
영계출감탕 · 172
시호계지탕 · 154
대승기탕 · 78

폐결핵
소시호탕 · 146
대시호탕 · 80
시호계지탕 · 154
사역산 · 136
맥문동탕 · 104
육미환 · 188
삼물황금탕 · 140
계지가후박행인탕 · 56
인삼탕 · 198

폐괴저
길경탕 · 72

폐기종
소청룡탕 · 150
대시호탕 · 80
신비탕 · 158
팔미지황환 · 228
영감강미신하인탕 · 168
향소산 · 234

폐농양(폐화농증)
길경탕 · 72
마행의감탕 · 98

폐렴
소시호탕 · 146

시호계지탕 · 154
마황탕 · 102
마행감석탕 · 96
소청룡탕 · 150
갈근탕 · 34
갈근탕가천궁신이 · 36
백호가인삼탕 · 122
맥문동탕 · 104
마황부자세신탕 · 100

폐렴(노인, 허약자, 쇠약자)
마황부자세신탕 · 100
진무탕 · 218

폐수종
영감강미신하인탕 · 168
목방기탕 · 106

폐화농증
길경탕 · 72

폐확장증
영감강미신하인탕 · 168

폴립
월비가출탕 · 186

풍진

갈근탕 • 34
승마갈근탕 • 152
계마각반탕 • 42

피로
계지가용골모려탕 • 48
대시호탕거대황 • 84

피로, 권태
십전대보탕 • 160
당귀작약산 • 76

피부가 거칠 때
계지복령환 • 58
계지복령환가의이인 • 62
당귀작약산 • 76
마행의감탕 • 98
온청음 • 182

피부가 틀 때
온청음 • 182
의이인탕 • 194

피부각화증
온청음 • 182

피부궤양
배농산급탕 • 120

피부미용
의이인탕 • 194
계지복령환 • 58
당귀작약산 • 76

피부병
황련해독탕 • 240
삼황사심탕 • 142
방기황기탕 • 116
삼물황금탕 • 140

피부수포(皮膚水泡)
계지가황기탕 • 54
오령산 • 176

피부염
온청음 • 182
계마각반탕 • 42
계지복령환 • 58
백호가인삼탕 • 122
승마갈근탕 • 152

[ㅎ]

출혈(하혈, 혈뇨, 혈변, 자궁출혈, 혈변)
궁귀교애탕 • 88
황련해독탕 • 240

삼황사심탕 • 142
저령탕 • 214
온청음 • 182

노인(출혈)
사물탕 • 134

하복부통
대황목단피탕 • 90

하수체 기능저하증
진무탕 • 218

하지마비
월비가출탕 • 186

하지의 관절 류머티즘
방기황기탕 • 116

하지의 마비, 탈력
팔미지황환 • 228

하지정맥류
계지복령환 • 58
도인승기탕 • 92
월비가출탕 • 186

하지통

팔미지황환 · 228

하품
감맥대조탕 · 38

하혈
삼물황금탕 · 140

한냉 두드러기
오령산 · 176

한냉으로 인한 복통
계지탕 · 66

항문열싱(裂傷)
을자탕 · 192

항문주위염
대황목단피탕 · 90

항문출혈
을자탕 · 192

항암작용
의이인탕 · 194

해소
마황부자세신탕 · 100

길경석고 · 70

해소(노인)
복령음 · 126
계지가후박행인탕 · 56

해소발작
신비탕 · 158
반하후박탕 · 112

허리를 삔 데
작약감초탕 · 210

허리의 냉증
영강춘감탕 · 170

허리 이하의 부종
저령탕 · 214

허약아
소시호탕 · 146

허약아의 자가중독
인삼탕 · 198

허약자
사군자탕 · 130

허약체질
계지탕 · 66

헛기침
맥문동탕 · 104

혀가 굳었을 때
작약감초탕 · 210

혀에 염증이 있을 때
입효산 · 206

현기증
영계출감탕 · 172
오령산 · 176
진무탕 · 218
이진탕 · 196
황련해독탕 · 240
삼황사심탕 · 142
계지복령환 · 58
오수유탕 · 184
도인승기탕 · 92
산조인탕 · 138
당귀작약산 · 76

현기증(일어설 때)
영계출감탕 · 172

혈당증가로 인한 구갈
팔미지황환 • 228

혈맥증
시호계지탕 • 154
계지복령환 • 58
당귀작약산 • 76
계지복령환가의이인 • 62
사물탕 • 134
억간산 • 166
사역산 • 136
온청음 • 182
영계출감탕 • 172
황련해독탕 • 240
삼황사심탕 • 142
삼물황금탕 • 140

혈소판감소성자반병
궁귀교애탕 • 88

혈압이상
당귀작약산 • 76
영계출감탕 • 172

혈전성정맥염
계지복령환 • 58

혈청간염

인진고탕 • 202

협심증
대시호탕 • 80
사역산 • 136

헤르니아
작약감초탕 • 210

헬페스
갈근탕 • 34
대시호탕 • 80
백호가인삼탕 • 122

호흡곤란
목방기탕 • 106
신비탕 • 158

호흡곤란(천명을 수반하는)
목방기탕 • 106

홍역
갈근탕 • 34
승마갈근탕 • 152
마황탕 • 102
계마각반탕 • 42
대승기탕 • 78
소시호탕 • 146

홍채염(紅彩炎)
삼황사심탕 • 142
대시호탕 • 80

홍피증(紅皮症)
월비가출탕 • 186

화농
배농산급탕 • 120
길경석고 • 70

화농증
배농산급탕 • 120

황달
인진고탕 • 202
대시호탕 • 80
오령산 • 176
인진오령산 • 176
월비가출탕 • 186
대시호탕 • 80
삼황사심탕 • 142
계지가황기탕 • 54

회맹부(回盲部)의 통증
장옹탕 • 212

회음부 타박으로 인한 요폐

도인승기탕 · 92

회충증
황련탕 · 238

회충증의 구토, 군침
오수유탕 · 184

후두신경증
반하후박탕 · 112

후두염
길경탕 · 72

반하후박탕 · 112

흉막염
소시호탕 · 146

흉부질환
소시호탕 · 146

흉부질환의 해소
맥문동탕 · 104

흉수(胸水)
목방기탕 · 106

흉통
시호계지탕 · 154

흑피증(黑皮症)
황련해독탕 · 240
온청음 · 182

히스테리
감맥대조탕 · 38
도인승기탕 · 92
계지복령환 · 58
사역산 · 136
억간산 · 166

구하기 쉬운 약재로 처방된
88가지 한방약

2007년 12월 21일 초판 1쇄 인쇄
2007년 12월 28일 초판 1쇄 발행

엮은이 | 민족의학연구소
펴낸이 | 김재욱
펴낸곳 | 북피아
주 소 | 서울시 강남구 일원동 687-1 태경빌딩 2층
전 화 | 02)459-1761
팩 스 | 02)459-1762
등 록 | 제3-970호(1995. 7. 28)

ⓒ 민족의학연구소, 2007
ISBN 978-89-87522-84-5   13510

책에 관한 문의는 editor@bookpia.com으로 해주시기 바랍니다.
파본이나 잘못된 책은 교환해 드립니다.
값은 뒤표지에 있습니다.